Guide du pouvoir de la Transformation Intérieure

Un Voyage Spirituel Profond avec des Exercices Transformateurs, des Conseils Pratiques, des Anecdotes Inspirantes

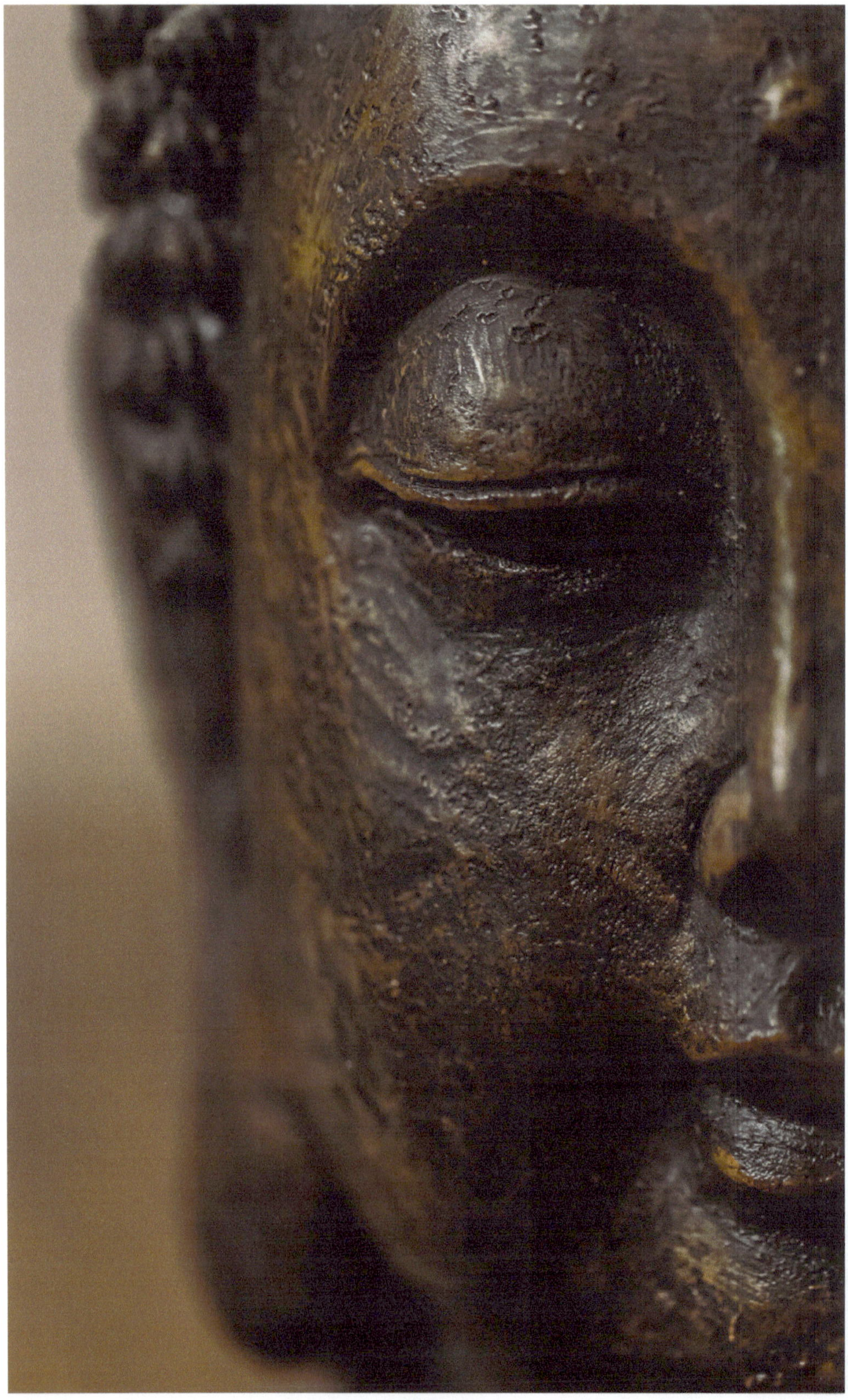

Introduction :

Bienvenue dans le guide du pouvoir de la Transformation Intérieure, un guide spirituel exceptionnel qui vous entraîne dans un voyage profond de découverte personnelle, enrichi d'exercices novateurs, de conseils pratiques, d'anecdotes inspirantes, et du pouvoir transformatif qui réside en chacun de nous.
Préparez-vous à explorer l'inconnu avec ouverture d'esprit et curiosité, car chaque page révèle une nouvelle perspective pour nourrir votre esprit, votre corps et votre âme.

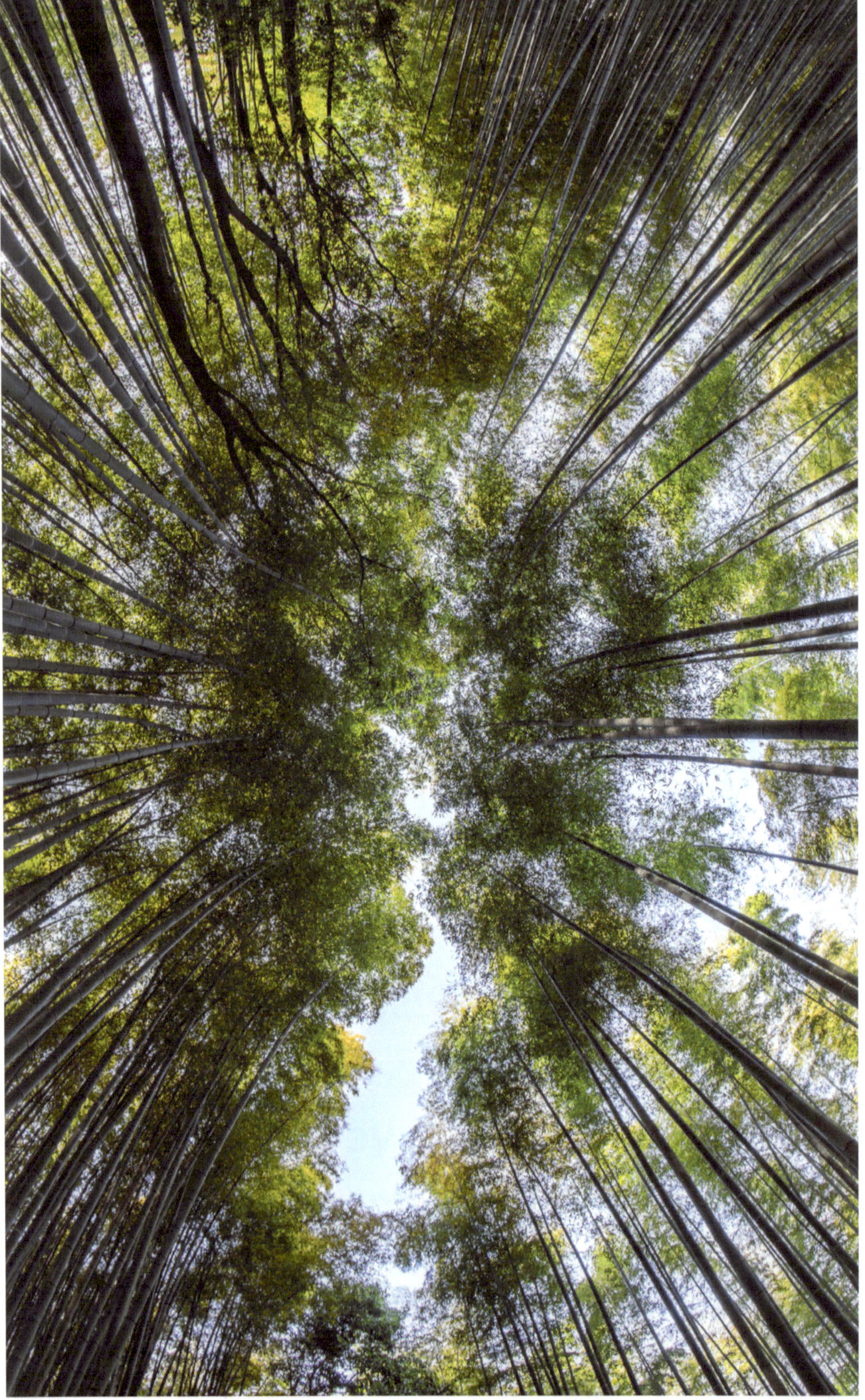

Chapitre 1:
Comprendre votre
Être Intérieur

Section 1.1: Se Connecter à Soi-même

Au cœur d'une forêt mystique, vivait une femme sage nommée Louise.
Chaque matin, Louise allumait une petite bougie dans son modeste sanctuaire.
Pour elle, cette simple flamme était bien plus qu'une source de lumière.
C'était son lien avec le divin intérieur, une connexion évolutive au fil des années.

Un jour, un jeune voyageur, en quête de sens, croisa le chemin de Louise.
Intrigué par sa sagesse, il partagea son désir de trouver un équilibre intérieur.
Louise lui révéla un rituel simple mais puissant, allumer une bougie chaque matin en méditant sur la lumière intérieure.

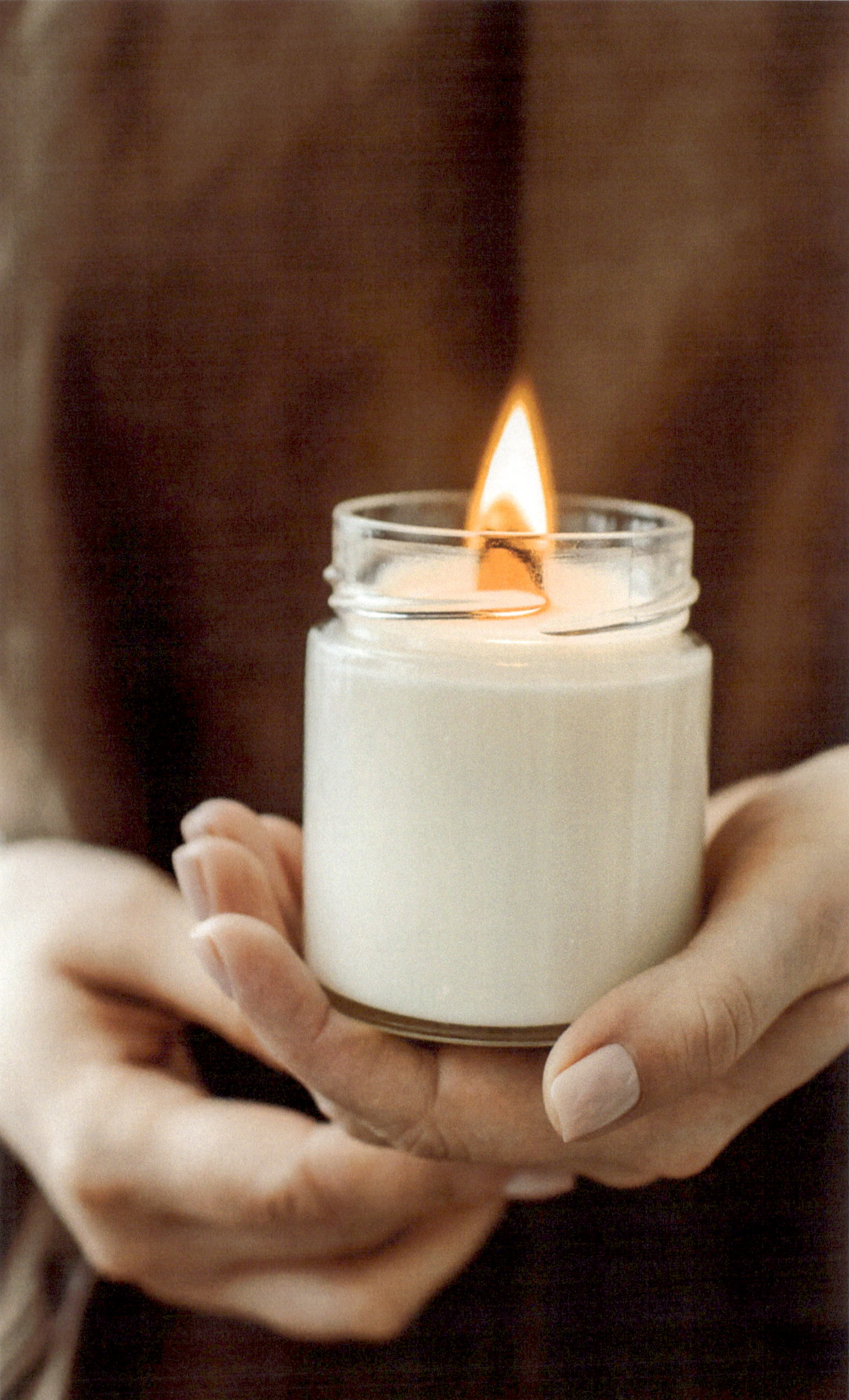

Exercice de la Flamme Intérieure :

Trouvez un endroit calme.
Allumez une bougie.
Fixez la flamme et méditez sur la lumière intérieure.
Laissez les pensées passer comme des nuages, vous concentrant sur la connexion intérieure.
Notez les sensations et les pensées qui émergent.

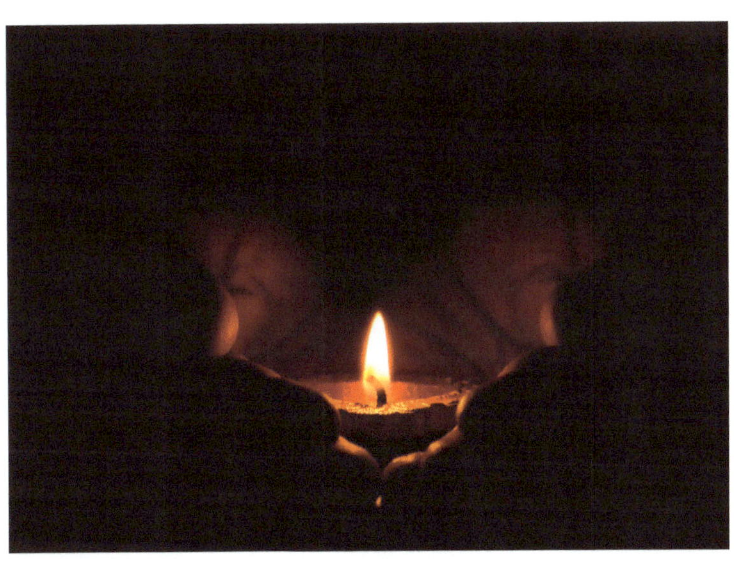

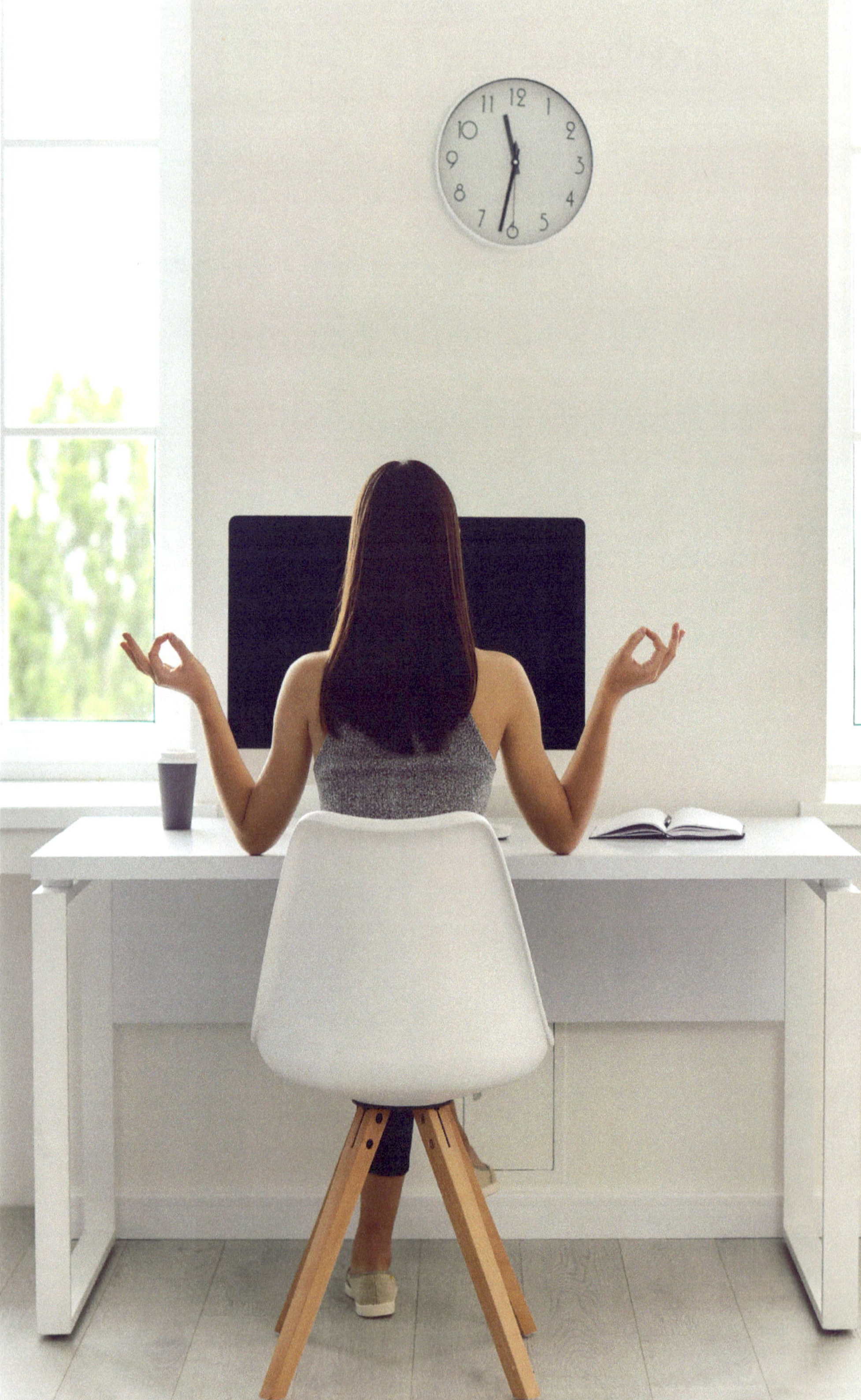

Section 1.2: Identifier vos Valeurs Fondamentales

Au cœur d'une métropole animée, une femme d'affaires prospère, Clara, ressentit un vide malgré ses succès.
En quête de réponses, elle entreprit un voyage intérieur pour redécouvrir ses valeurs fondamentales.

Pendant son périple, Clara rencontra des personnes inspirantes qui partageaient des histoires de courage et d'alignement avec leurs valeurs.
Cette expérience la poussa à créer un rituel quotidien : le tableau des valeurs.

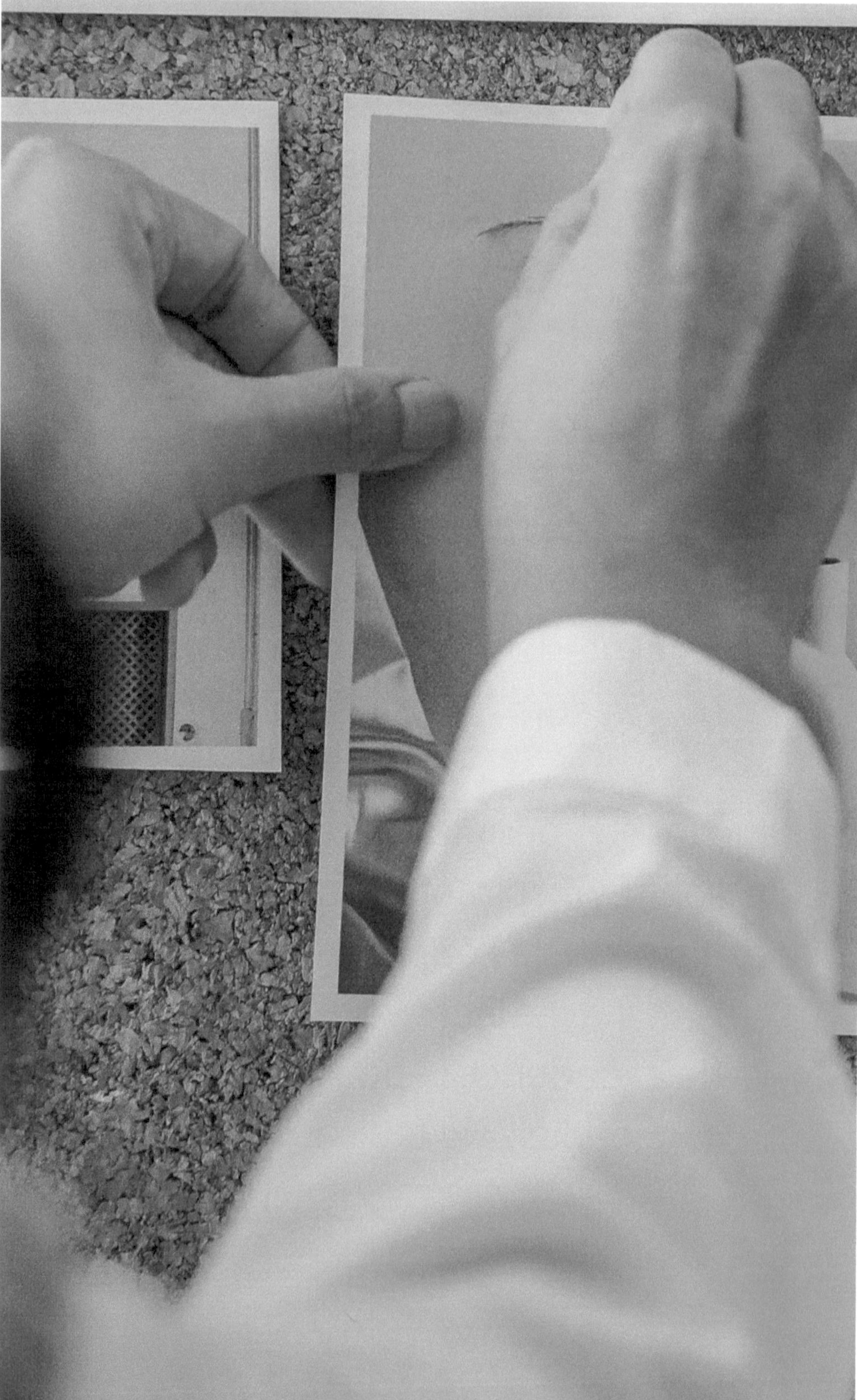

Exercice du Tableau
des Valeurs :

Créez un tableau visuel avec des images, des mots ou des symboles représentant chaque valeur.
Placez le tableau dans un endroit visible pour vous rappeler de vivre aligné avec vos valeurs.

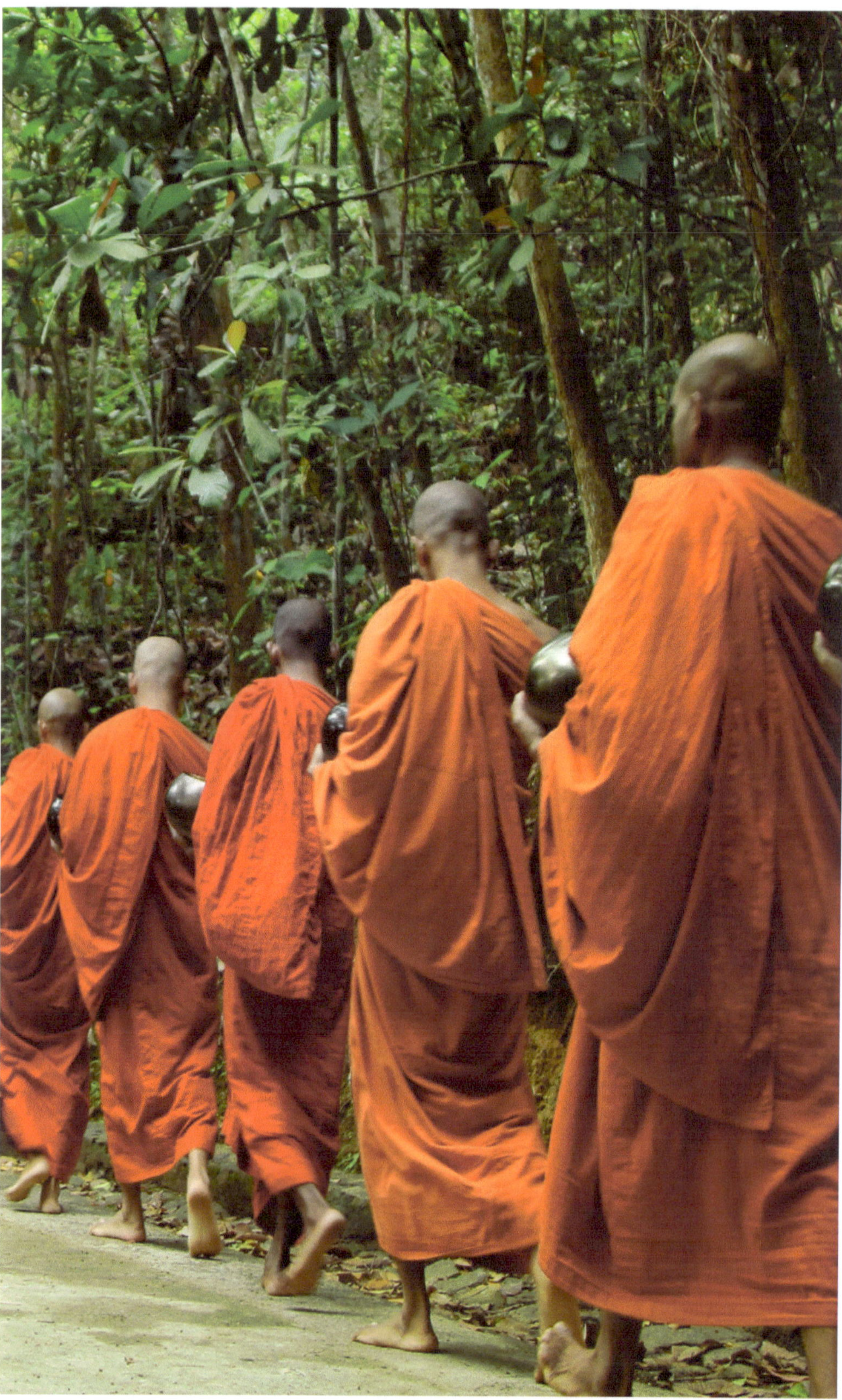

Chapitre 2:
Équilibrer le Corps et l'Esprit

Section 2.1: Pratiquer la Pleine Conscience Corporelle

Au sommet d'une montagne isolée, résidait une communauté de moines adeptes de la pleine conscience en mouvement.
Zenaro, l'un des moines, partagea un rituel transformateur :
la danse de la pleine conscience.
Au fur et à mesure que la danse se déployait, les moines étaient encouragés à laisser aller les pensées distrayantes, à se libérer du poids du passé et de l'anxiété pour l'avenir. Ils étaient invités à être pleinement présents dans chaque mouvement, à ressentir la connexion avec la terre sous leurs pieds et à percevoir la vibration de l'instant.

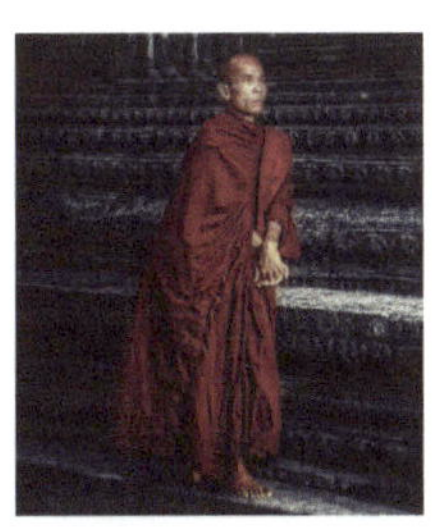

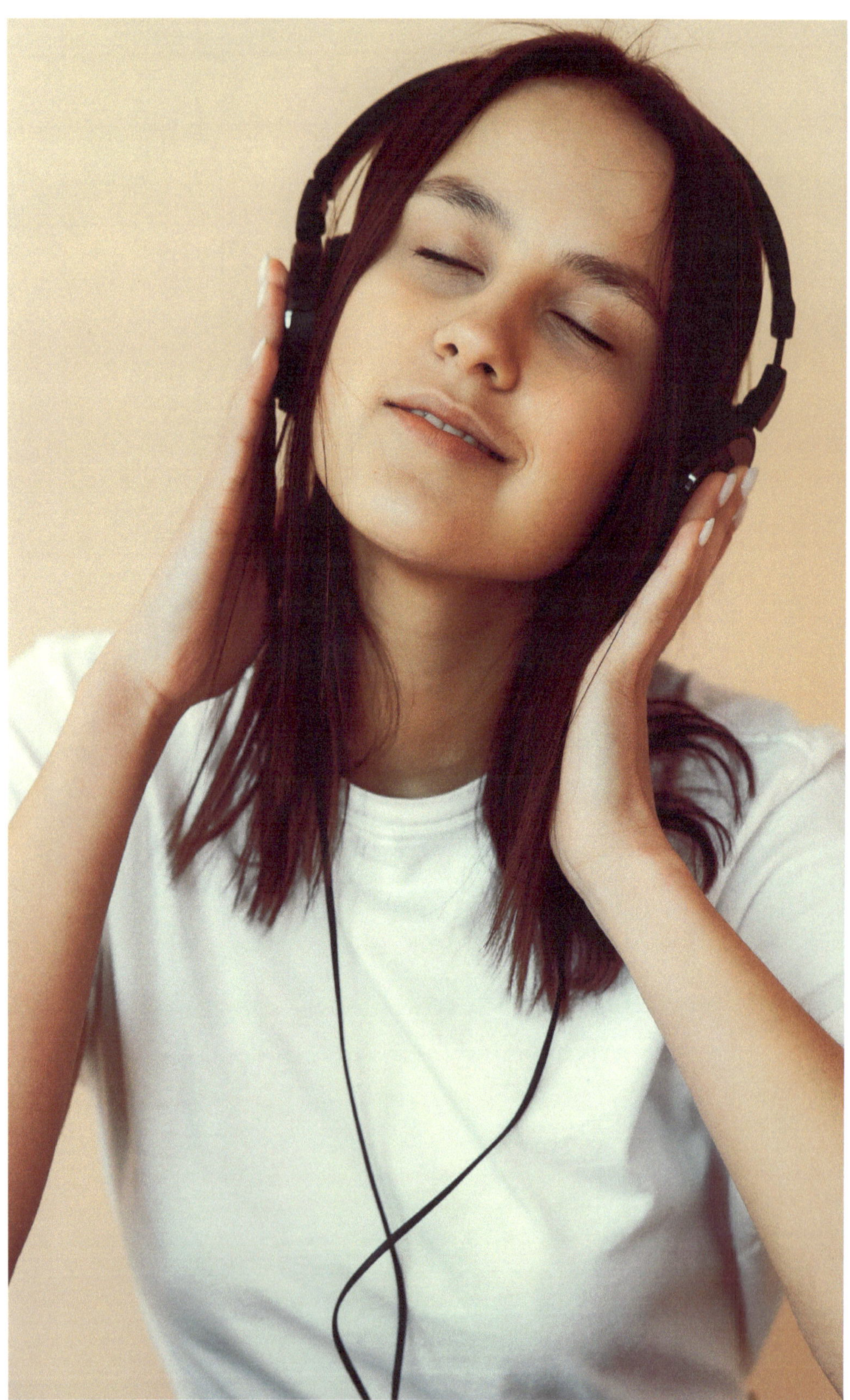

Exercice de la Danse de la Pleine Conscience :

Mettez de la musique apaisante.
Fermez les yeux et
concentrez-vous sur
votre respiration.
Laissez votre corps se mouvoir
librement, en ressentant
chaque mouvement.
Soyez conscient de chaque
sensation dans votre corps.
Terminez en vous tenant debout,
ressentant l'équilibre
et la sérénité.

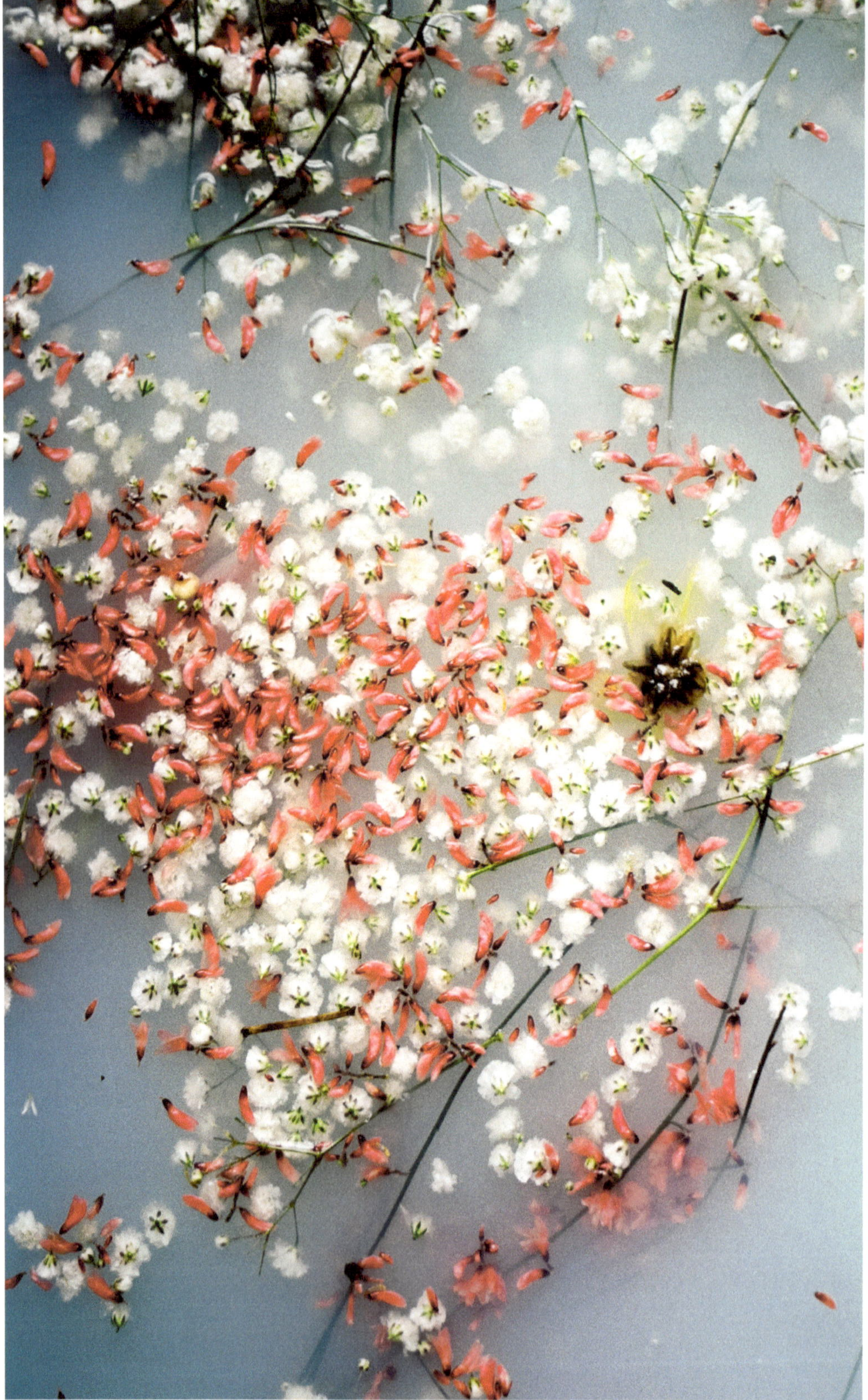

Rituel du Bain de Conscience:

Dans une oasis reculée,
une guérisseuse nommé Karmira
pratiquait l'art du bain de conscience.
Son rituel impliquait l'utilisation d'herbes et de
pétales pour créer un bain revitalisant.
Le bain de conscience n'était pas seulement
une expérience sensorielle, mais aussi un
voyage intérieur. Karmira encourageait ceux
qui s'immergeaient dans ces eaux guérisseuses
à se détendre pleinement, à libérer les tensions
de leur esprit et de leur corps.
L'eau, imprégnée des propriétés bienfaisantes
des plantes, agissait comme une caresse
apaisante, rétablissant l'équilibre énergétique.

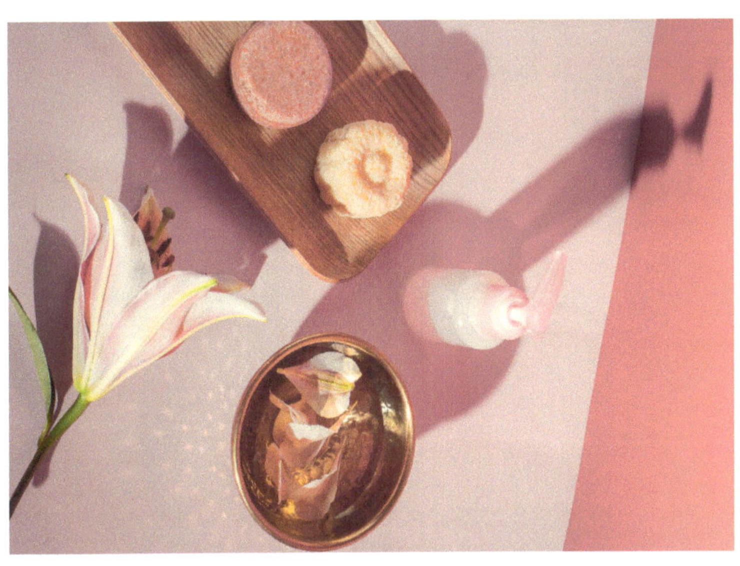

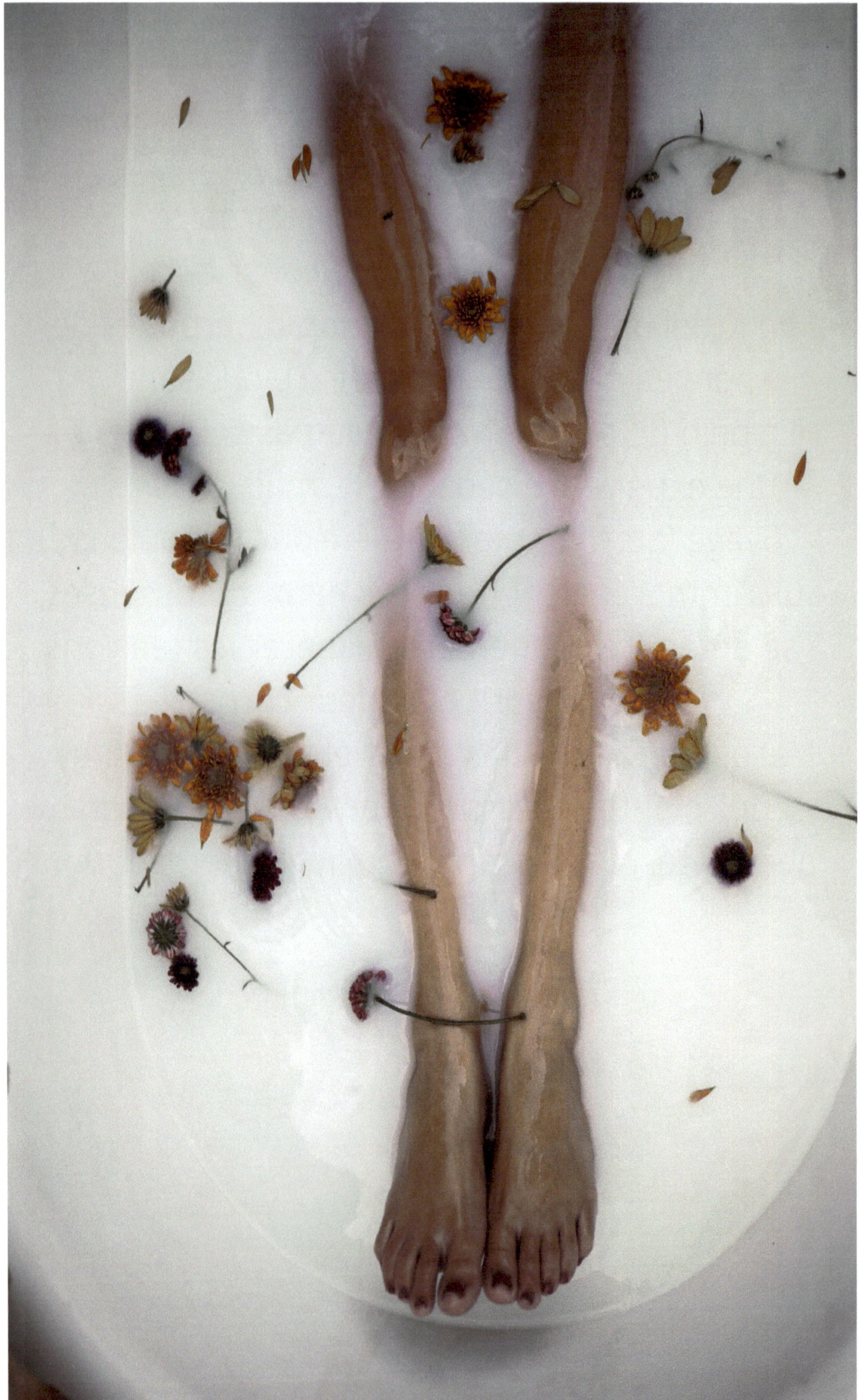

Exercice du Bain des Éléments :

Remplissez votre baignoire avec
de l'eau chaude.
Ajoutez des éléments naturels
comme des pétales de fleurs, des
sels d'Epsom, ou
des huiles essentielles.
Avant de vous immerger, respirez
profondément en visualisant
chaque élément revitalisant
votre corps.
Profitez du bain en ressentant le
pouvoir régénérant de la nature.

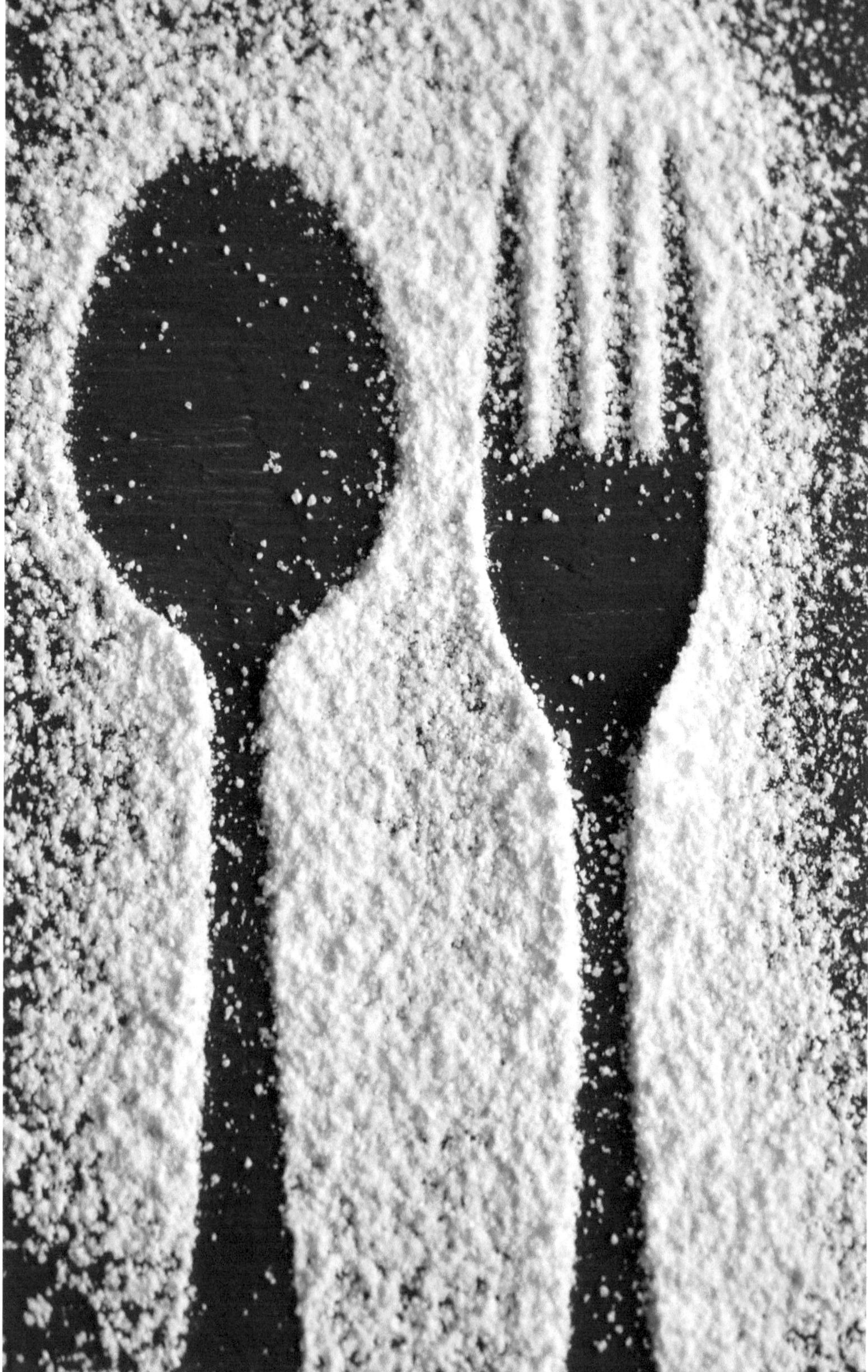

Section 2.2: Nourrir votre Corps et votre Âme

Au cœur d'un village, Marco transformait les
repas en expériences magiques.
Son rituel, le repas en pleine conscience,
il échangea sa perception
sur la nourriture avec ses proches.
Cela signifie être pleinement conscient de
chaque aspect de l'expérience alimentaire, des
textures aux saveurs, en passant par
les arômes et même les émotions
associées à la nourriture.

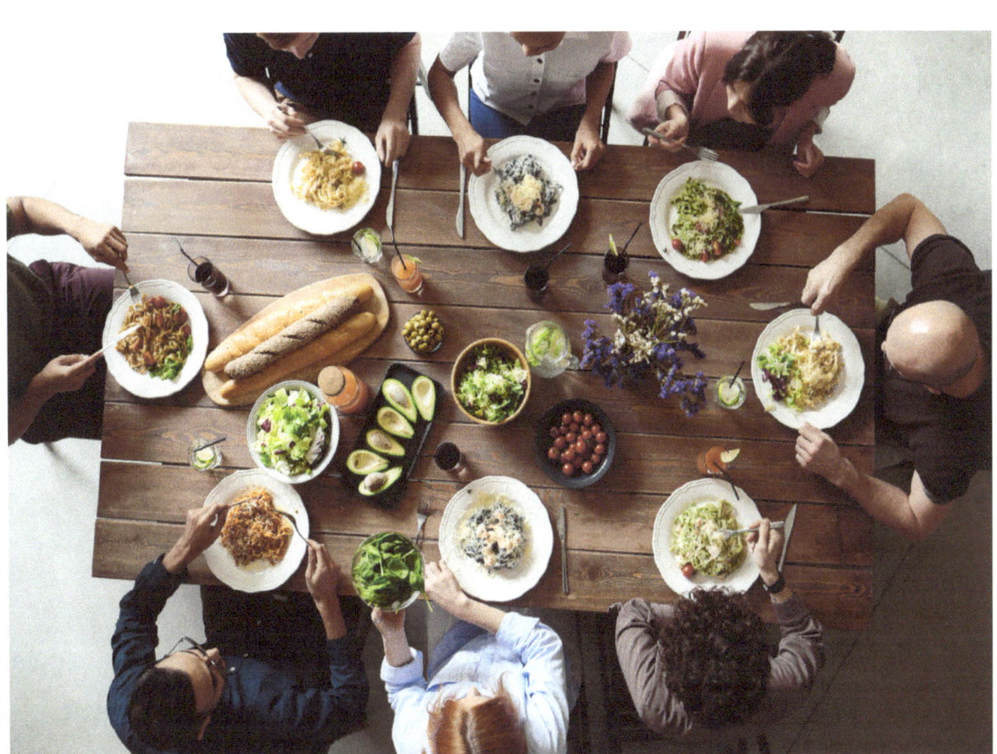

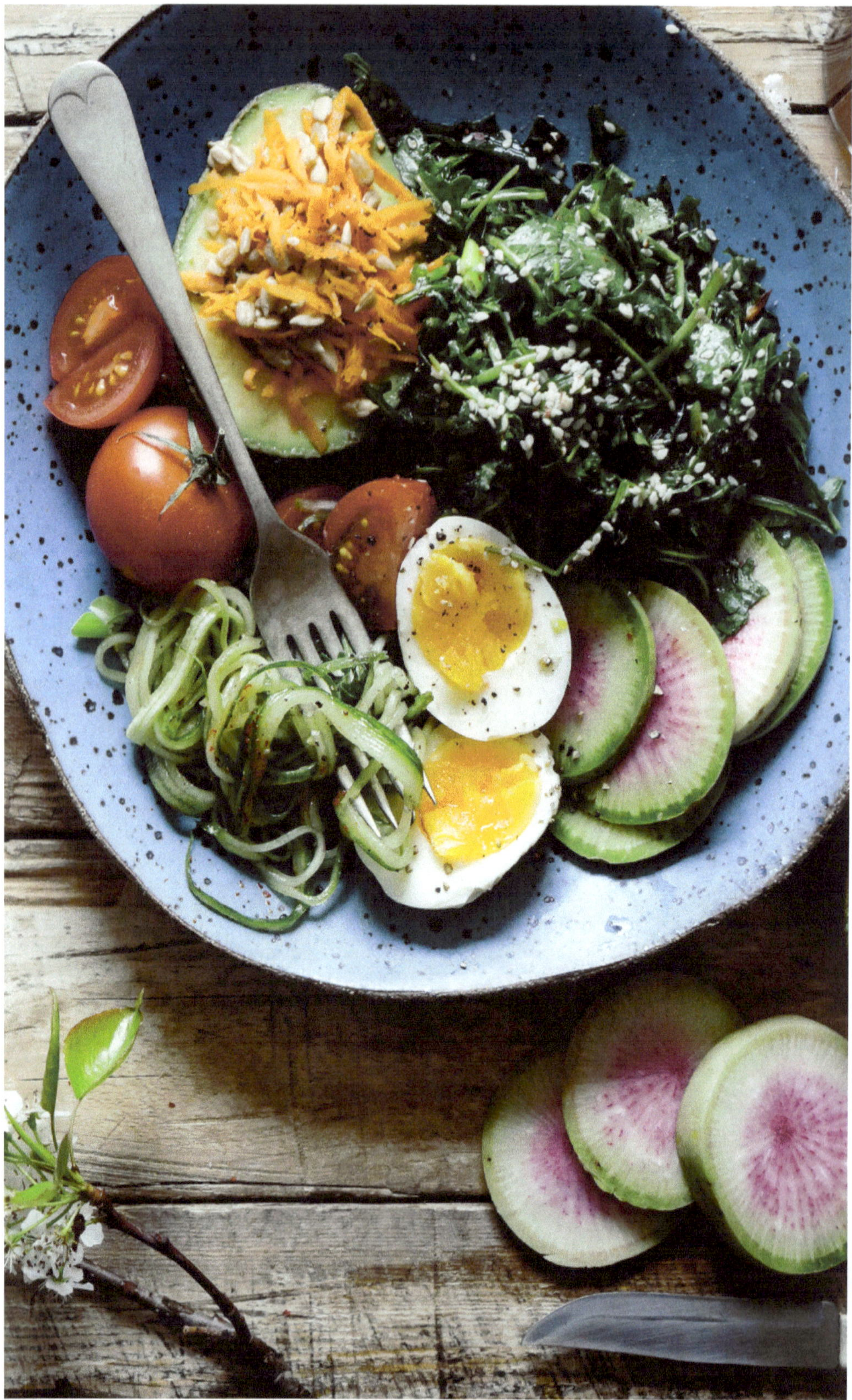

Exercice du Repas en Pleine Conscience :

Préparez un repas avec des ingrédients frais.
Asseyez-vous calmement, éloignez toute distraction.
Prenez une bouchée, savourez chaque saveur, chaque texture.
Soyez conscient de la gratitude envers la nourriture et des sensations dans votre corps.

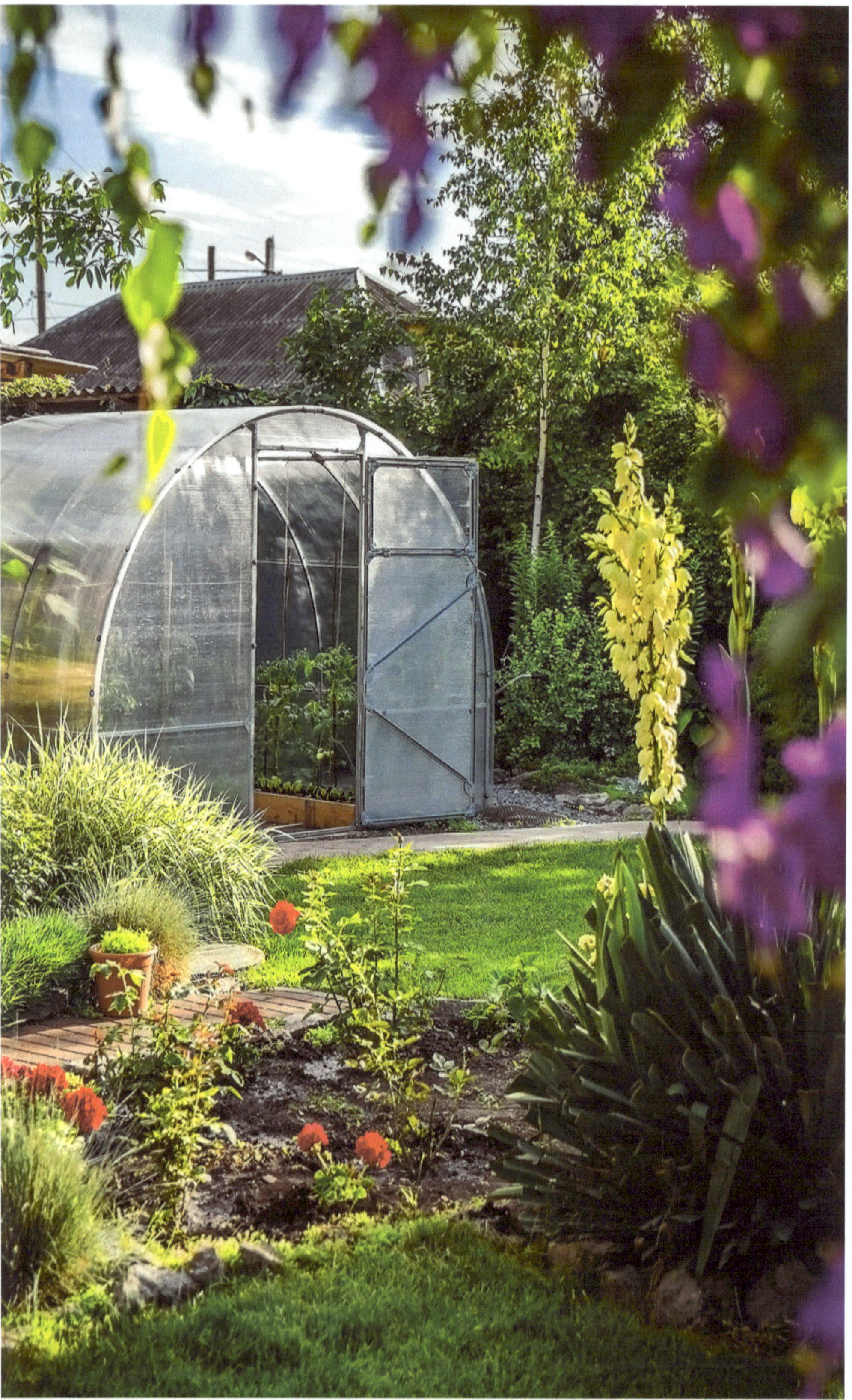

Exploration Sensorielle :

Isaac, avait créé un jardin botanique pour enseigner l'exploration sensorielle. En créant ce jardin botanique axé sur l'exploration sensorielle, Isaac cherche à éduquer et à inspirer les gens à développer une conscience plus complète de leur environnement, à cultiver une appréciation plus profonde de la nature et à renforcer leur connexion personnelle avec le monde naturel qui les entoure.

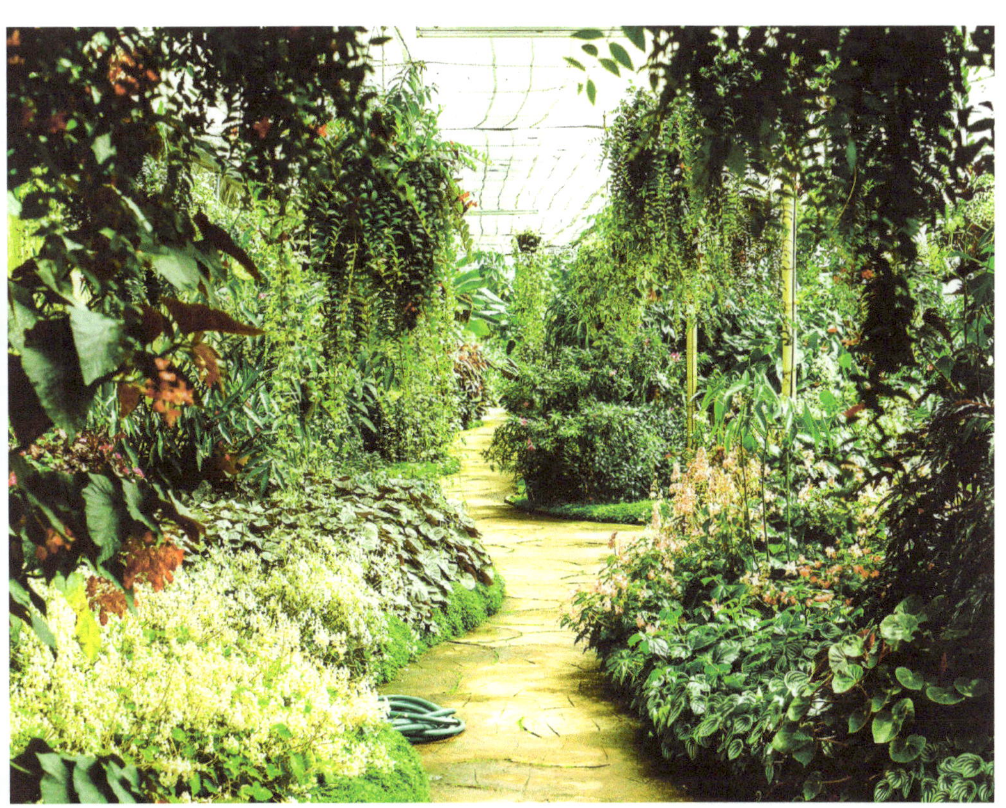

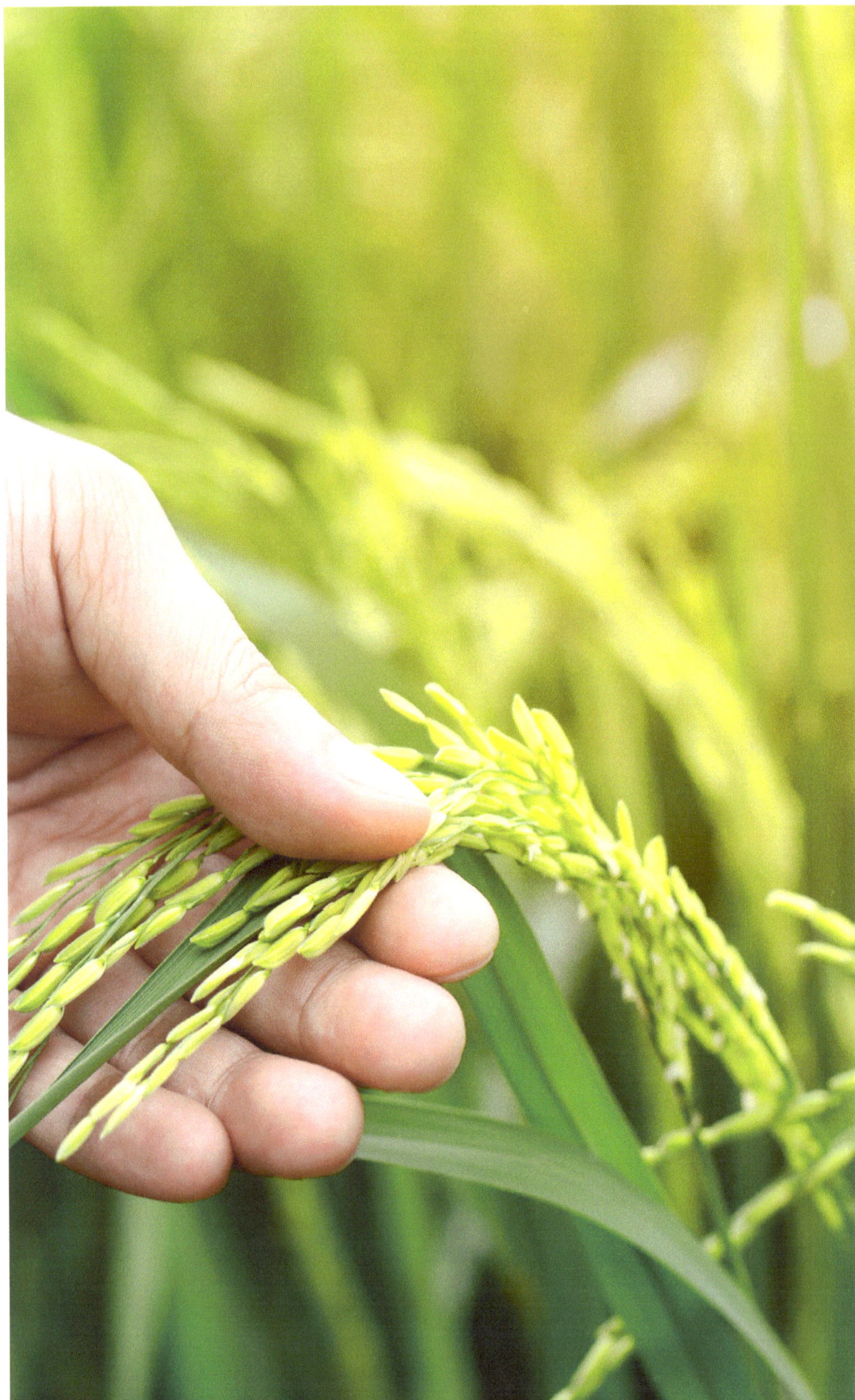

Exercice de l'Exploration Sensorielle :

Trouvez un endroit naturel, fermez les yeux.
Touchez différentes textures (feuilles, écorces....).
Sentez les parfums de la nature.
Écoutez les bruits ambiants.
pratiquez la pleine conscience en absorbant chaque sensation.

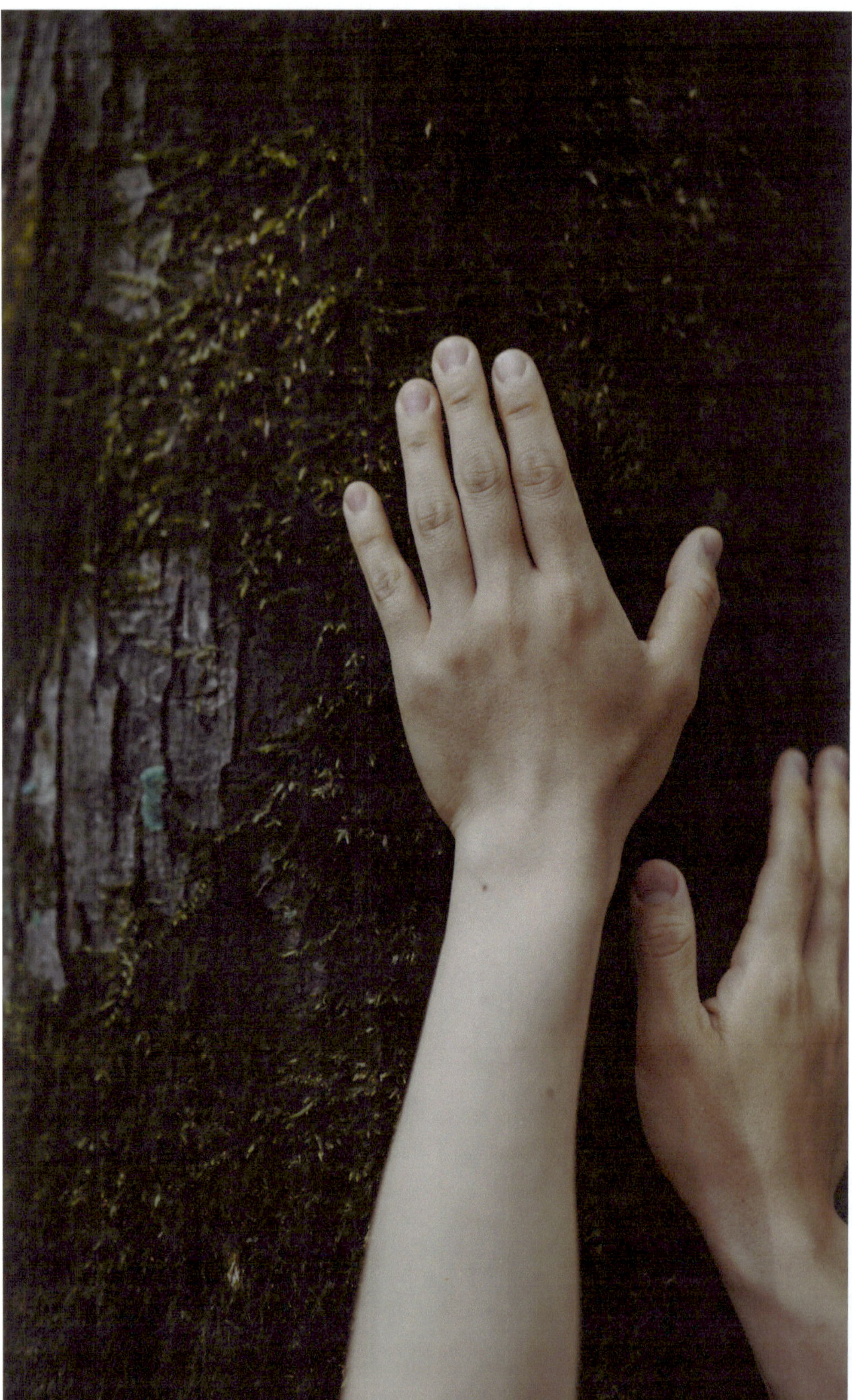

Chapitre 3: Gérer les Défis et les Changements

Section 3.1: Accepter l'Impermanence

Au bord d'un lac paisible, Seraphina, une artiste, trouva l'inspiration dans la nature. Elle créa un rituel basé sur l'impermanence, utilisant un exercice de méditation pour accepter les changements. Cette méditation de l'impermanence vise à ouvrir l'esprit à la beauté éphémère et à la richesse des expériences fugaces.

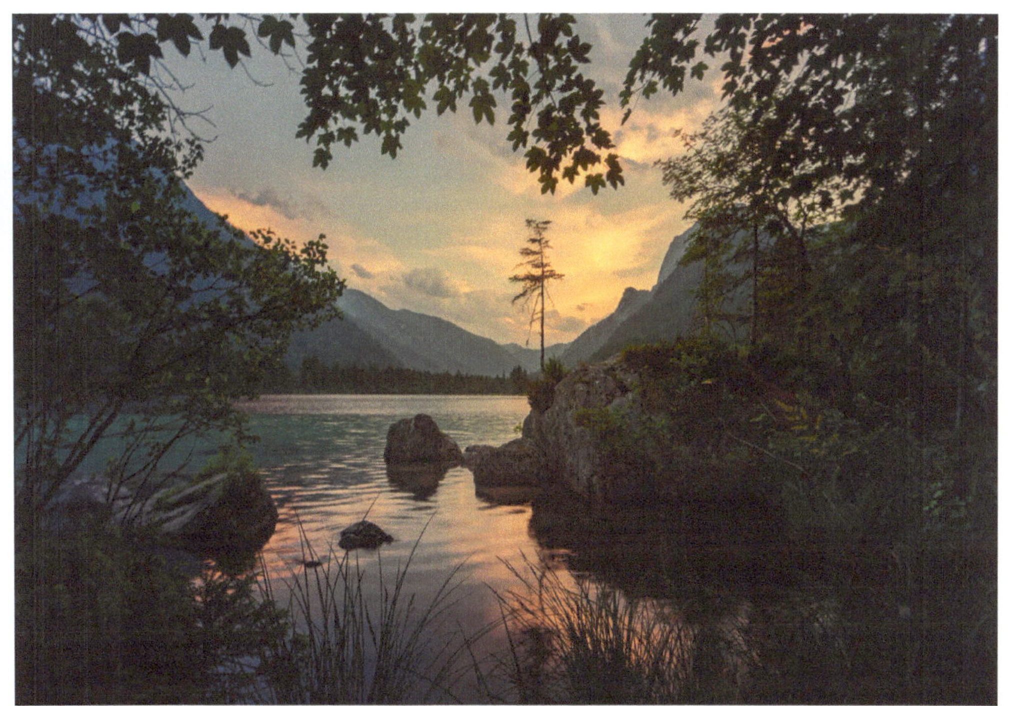

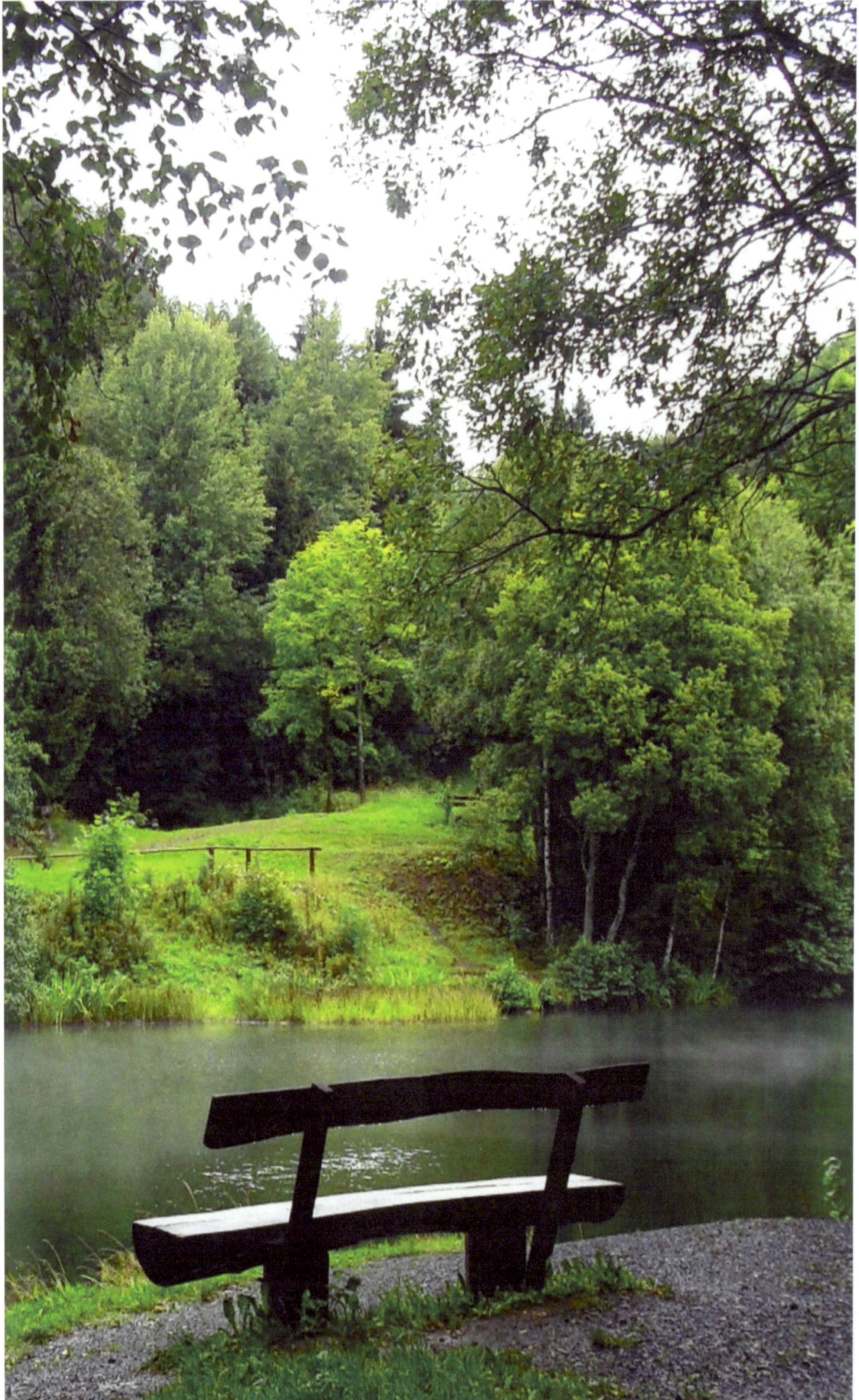

Exercice de Méditation sur l'Impermanence :

Asseyez-vous près
d'un plan d'eau.
Observez le mouvement de l'eau,
symbolisant la fluidité de la vie.
Méditez sur les changements
constants, acceptant
l'impermanence comme
une partie naturelle
de votre existence.
Ressentez la paix intérieure
émergeant de l'acceptation.

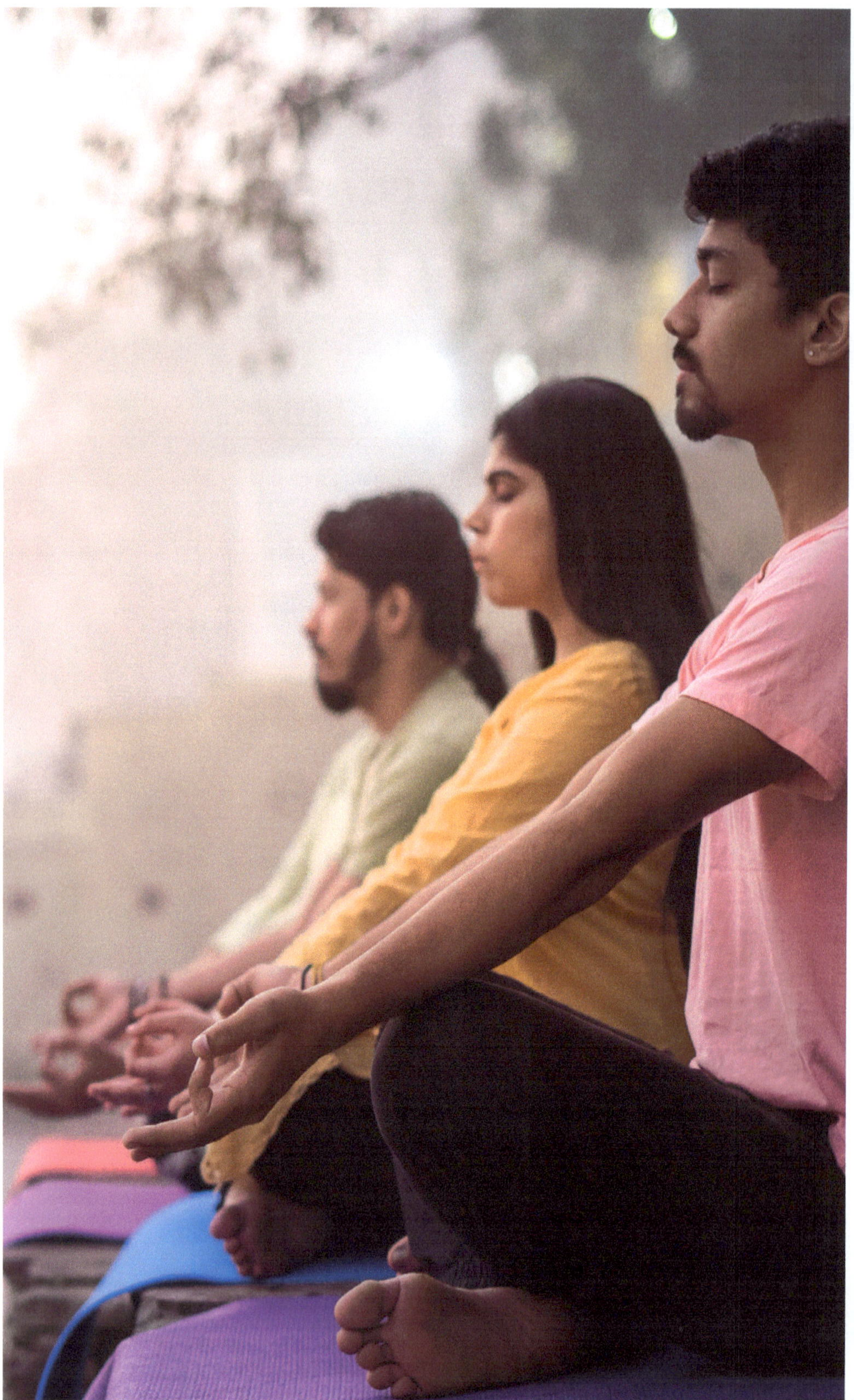

Rituel de la Respiration en Pleine Conscience

Ayden, sage d'un village, partagea un exercice de respiration en pleine conscience. Cela encourage les participants à commencer par se concentrer sur leur respiration. Ils sont invités à prendre des inspirations profondes et régulières, à ressentir l'air entrant et sortant de leurs poumons, et à se détendre progressivement.

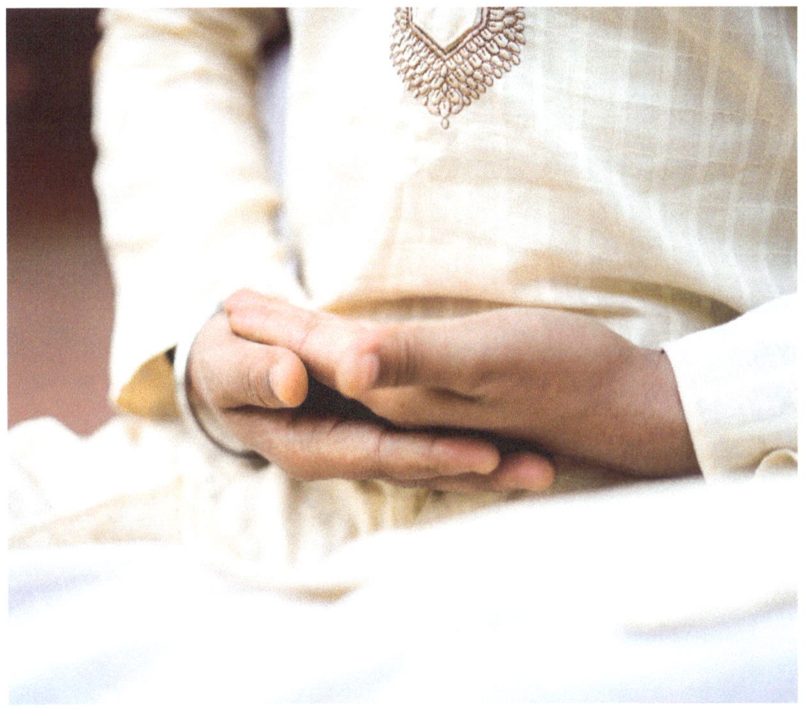

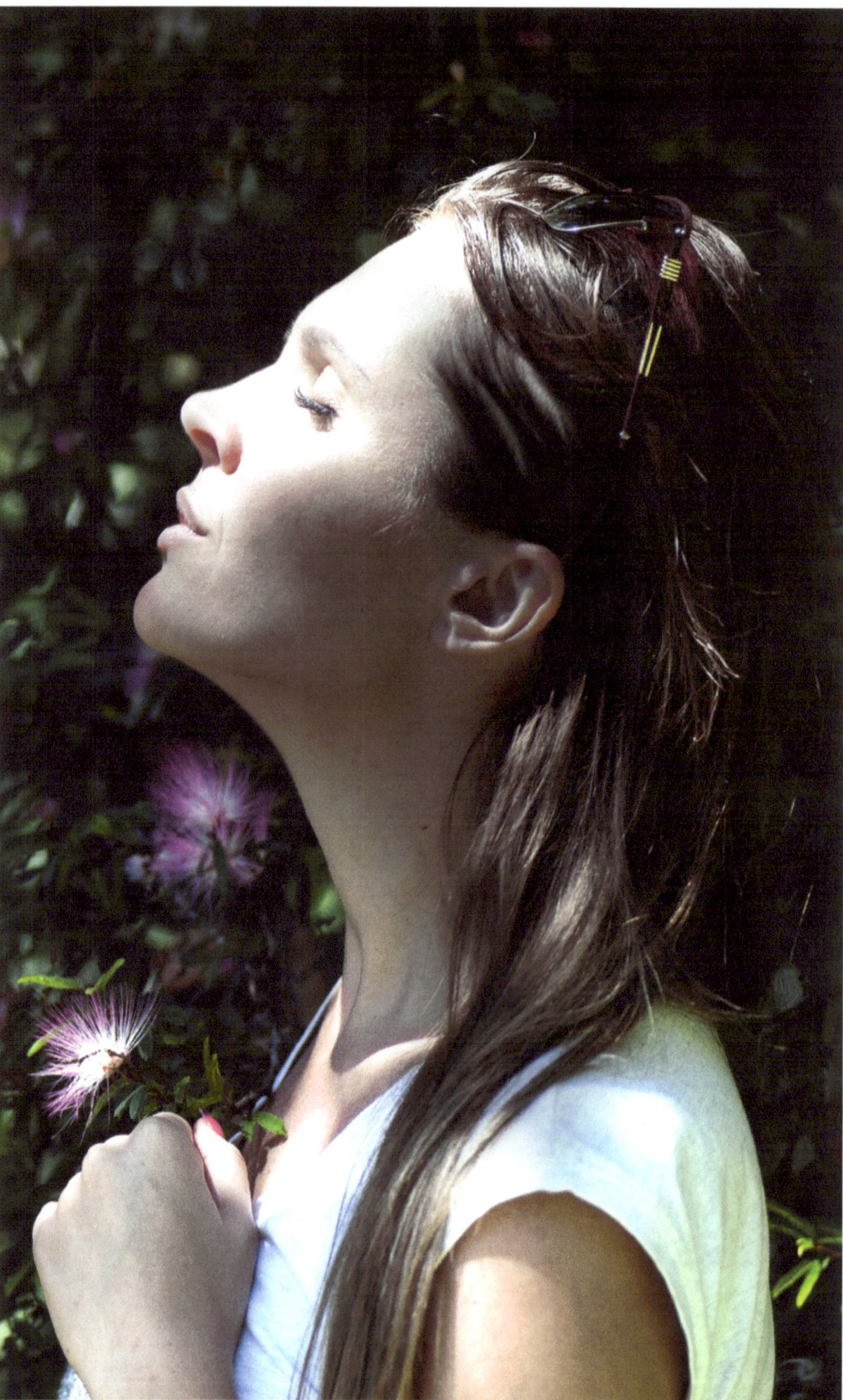

Exercice du Souffle du Vent :

Asseyez-vous confortablement.
Respirez profondément, imaginant
chaque inhalation comme
une brise apaisante.
À chaque expiration, visualisez le souffle
emportant les nuages sombres
de votre esprit.
Répétez, ressentant le calme qui
accompagne la respiration consciente.

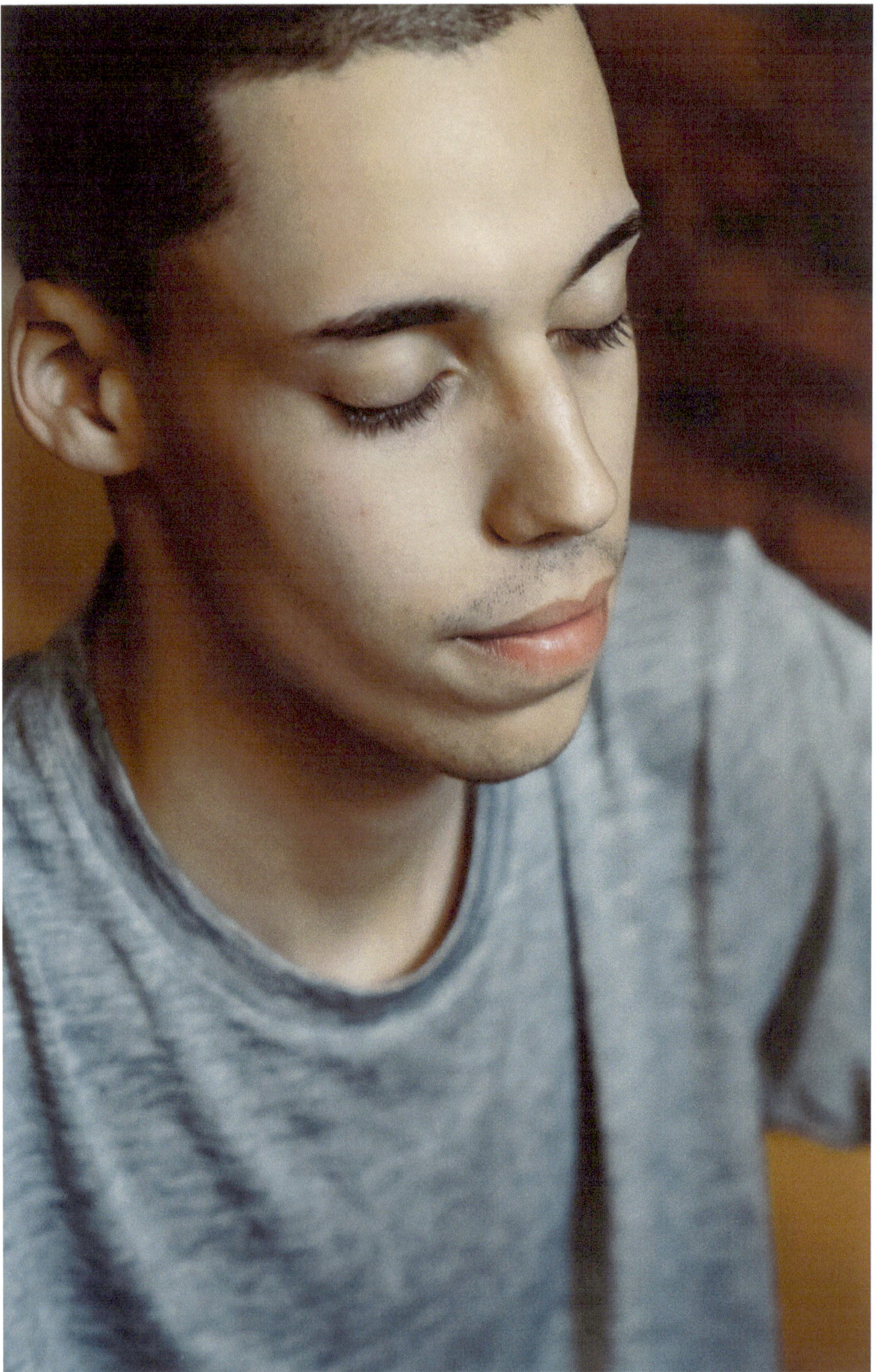

Section 3.2: Trouver la Sérénité dans l'Adversité

Isabella, une exploratrice, apprit la sérénité
au sommet d'une montagne.
Elle partagea un exercice de journalisation à
son petit frère qui avait peur avant de passer
son bac, pour l'aider
à cultiver la gratitude dans l'adversité.
À travers cet exercice, Isabella partage son
expérience personnelle de trouver la sérénité
au sommet de l'adversité et offre un outil
puissant pour aider les autres à transformer
leurs défis en occasions de croissance, de
gratitude et de force intérieure.

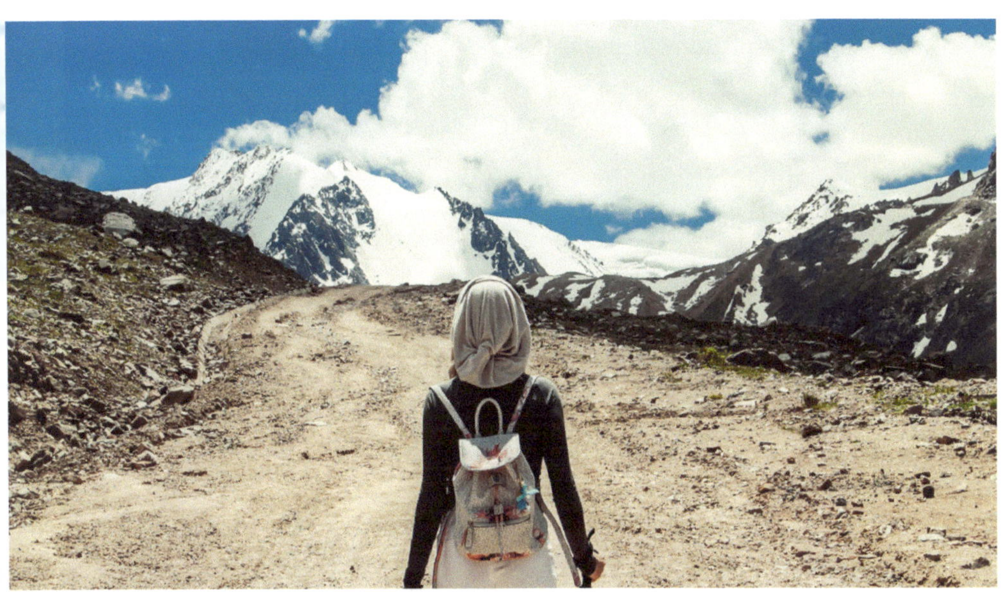

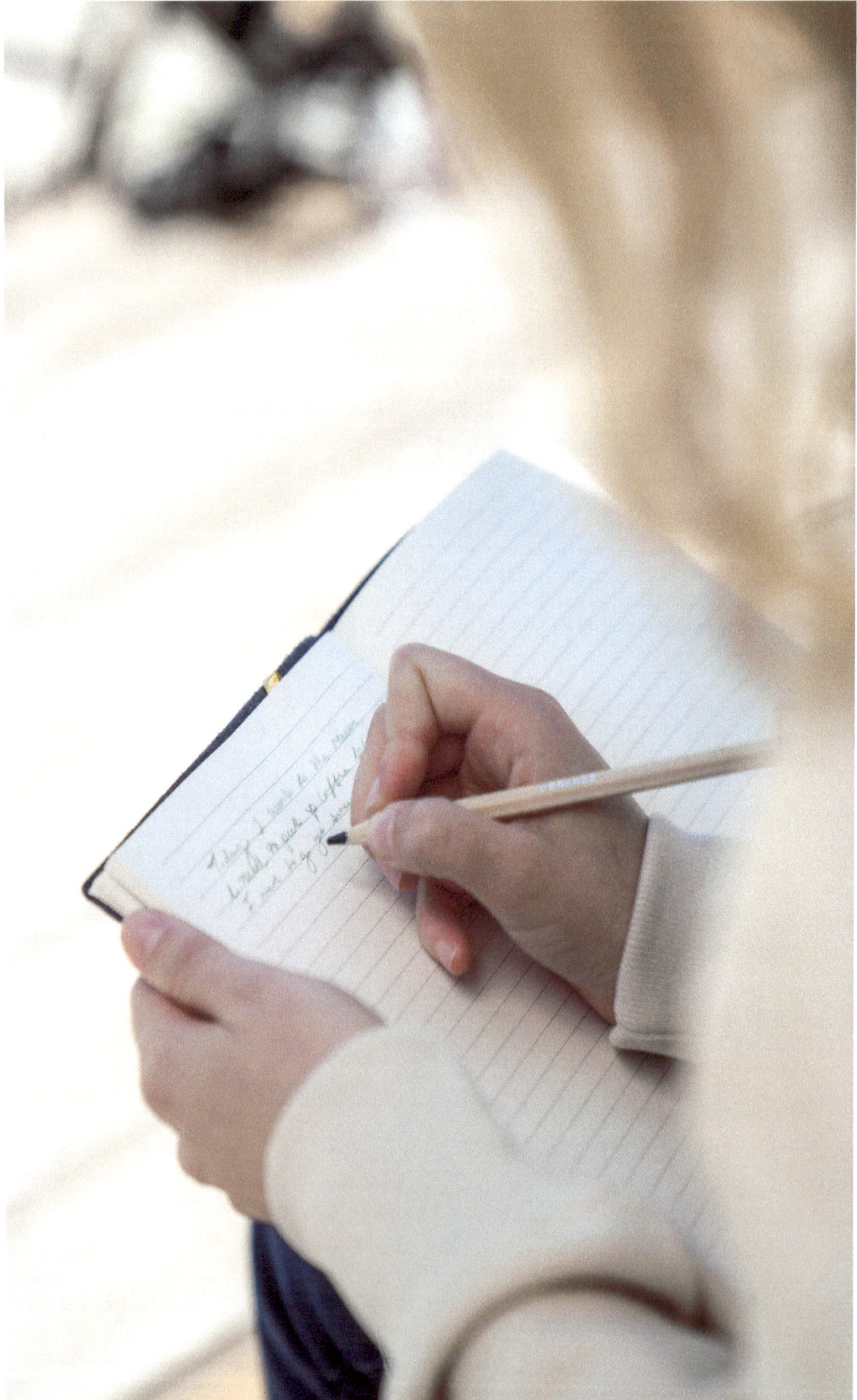

Exercice du Journal de Gratitude en Temps Difficiles :

Gardez un journal dédié.
Chaque jour, notez au moins cinq aspects
positifs, même petits.
En période difficile, concentrez-vous sur
les moments qui vous ont apporté
de la joie, de l'apprentissage
ou de la croissance.
Réfléchissez sur ces moments,
cultivant la gratitude même dans
les moments difficiles.

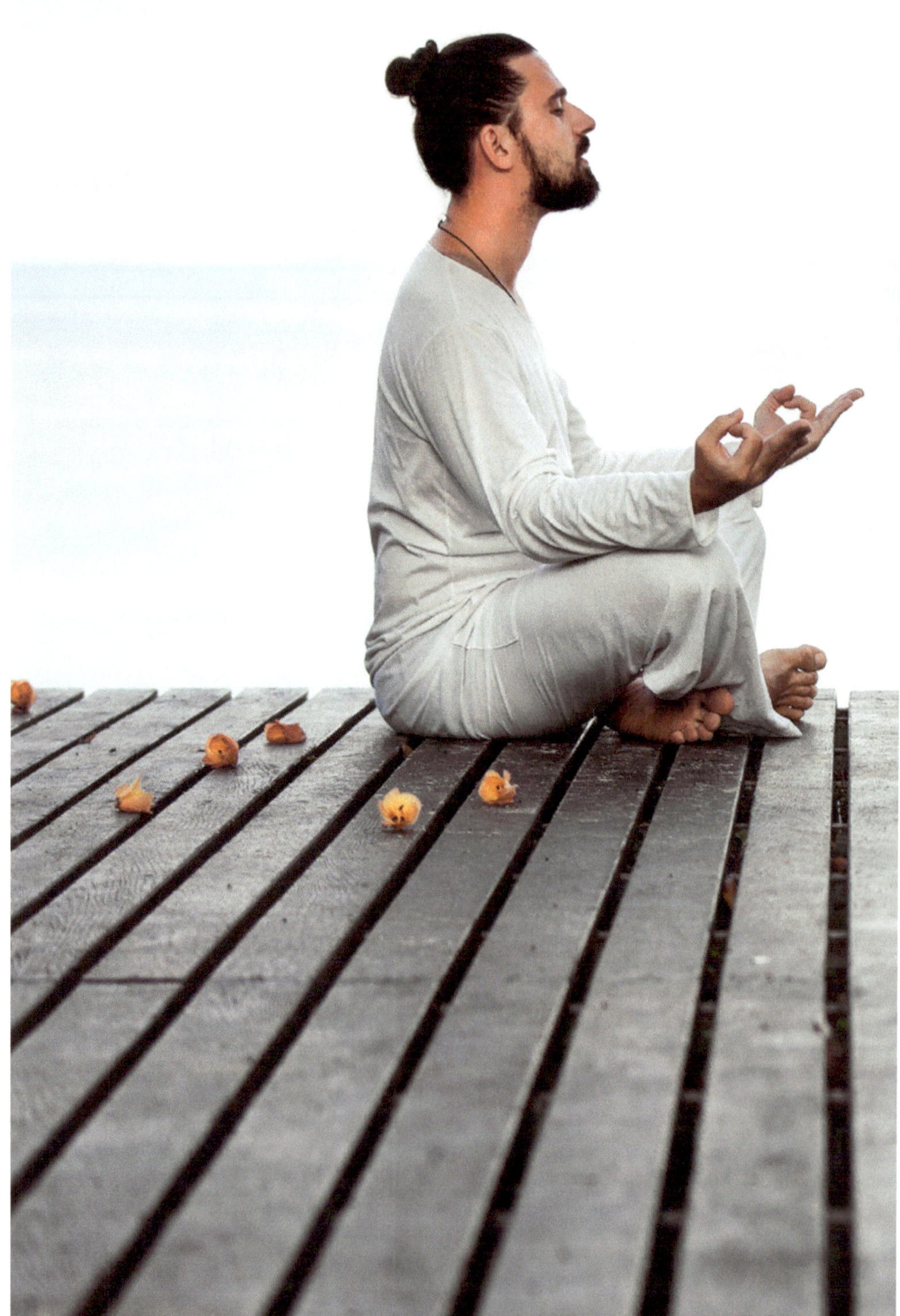

Visualisation

Léonardo, enseignant spirituel, partagea un exercice de visualisation pour renforcer la résilience intérieure.

Cet exercice de visualisation de Léonardo vise à renforcer la résilience intérieure en créant un espace mental de force, de paix et de confiance. Il offre une technique pratique pour surmonter les défis avec résilience et rappelle que la force intérieure peut être développée et nourrie grâce à des pratiques conscientes et spirituelles.

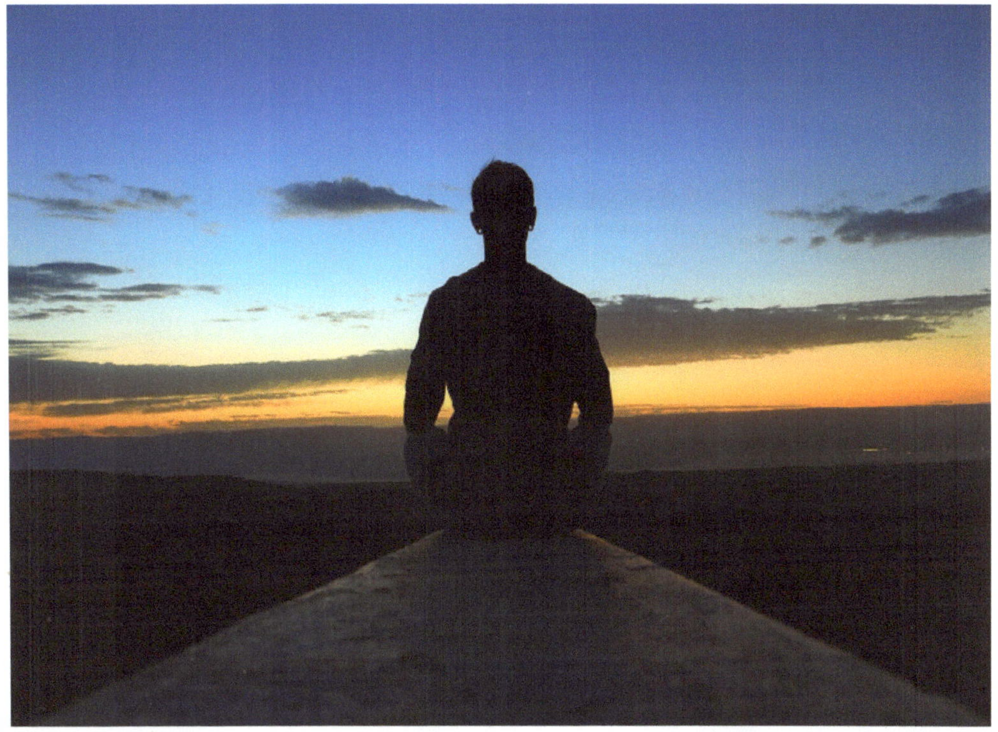

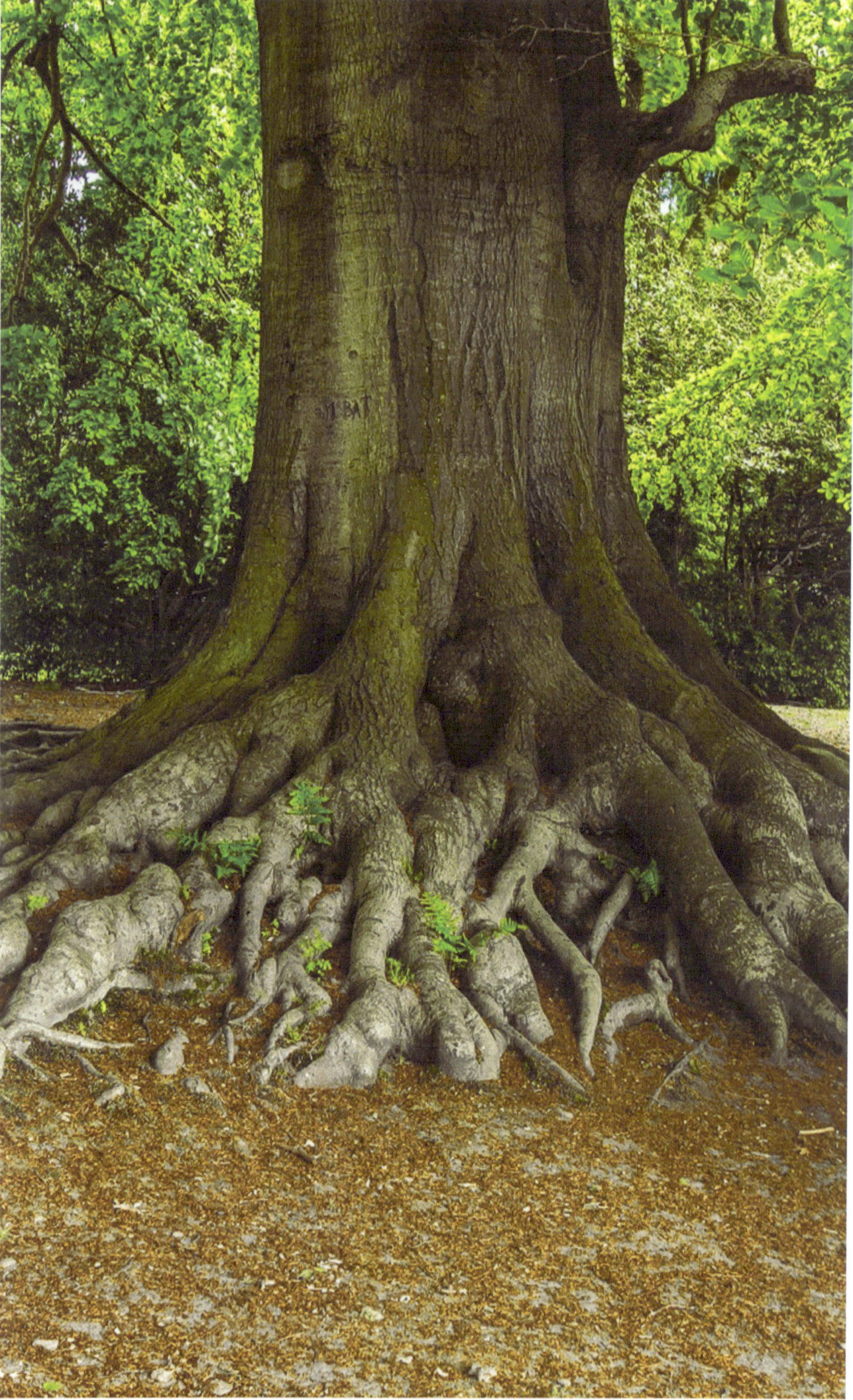

Exercice de l'Arbre de Résilience :

Asseyez-vous calmement.
Imaginez-vous comme un
arbre majestueux.
Visualisez vos racines plongeant
profondément dans la terre,
symbolisant la stabilité.
Face à l'adversité, imaginez que les vents
forts soufflent, mais votre tronc reste
ferme grâce à vos racines.
Ressentez la force et la résilience qui
émanent de cette visualisation.

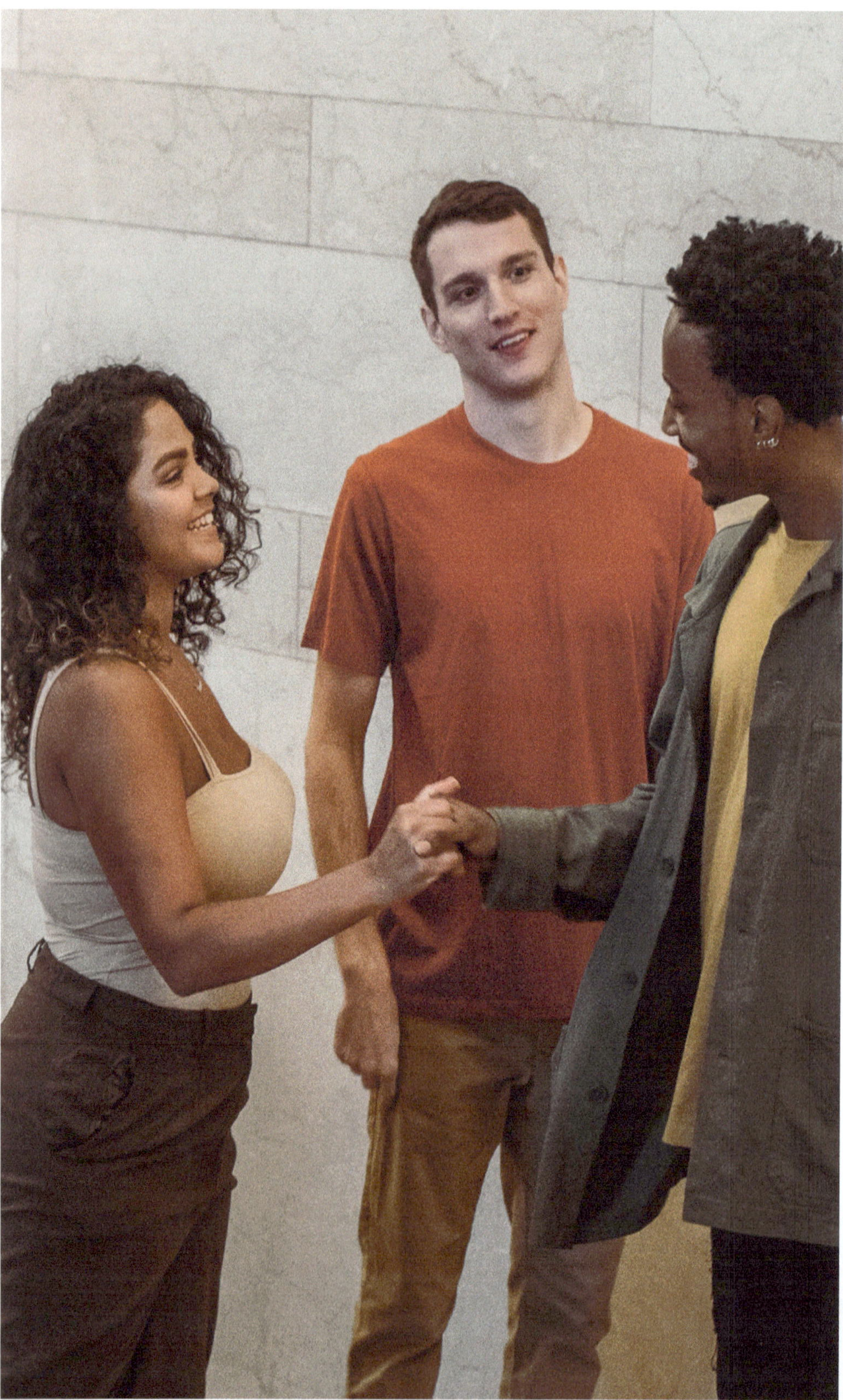

Chapitre 4: Cultiver des Relations Harmonieuses

Pratiquer la Communication Consciente

Un petit groupe de femmes bienveillantes, partagent régulièrement un rituel de la communication consciente.
Ces femmes se rassemblent régulièrement pour célébrer leur amitié et cultiver une compréhension mutuelle plus profonde à travers ce rituel de la communication consciente.

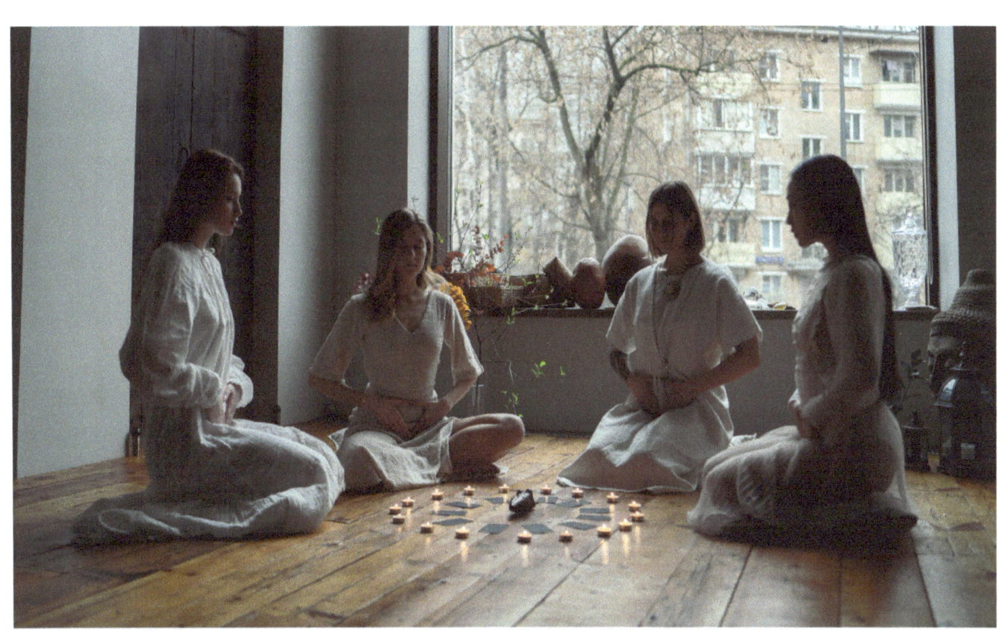

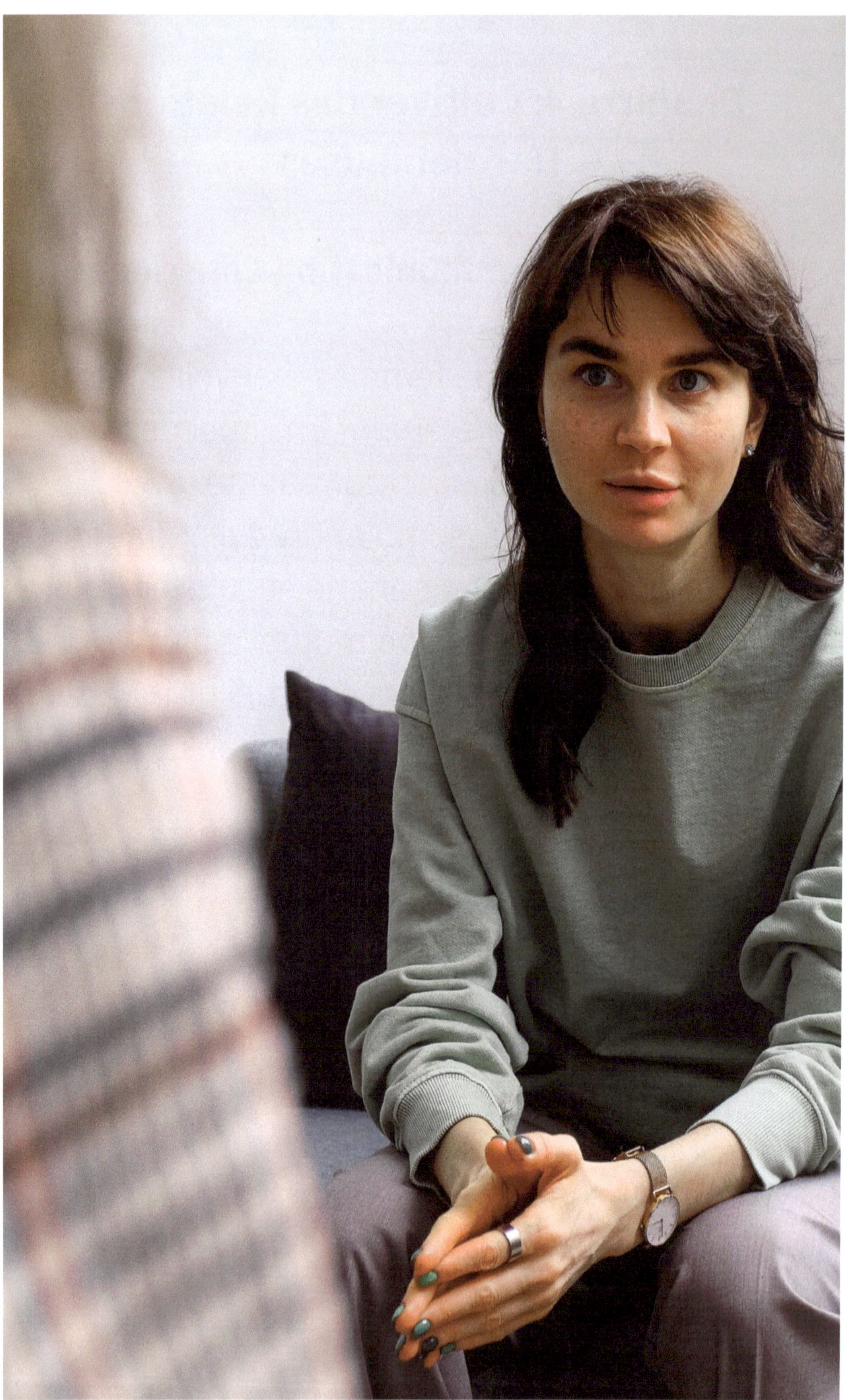

Exercice de l'Écoute Profonde :

Choisissez un moment calme.

Prenez des tours pour exprimer
vos pensées et sentiments.
Pratiquez l'écoute active en répétant ce
que l'autre dit pour assurer
une compréhension mutuelle.
Prenez le temps de réfléchir avant
de répondre, favorisant une
communication authentique.
Intégrez cette pratique régulièrement
pour renforcer la connexion
dans vos relations.

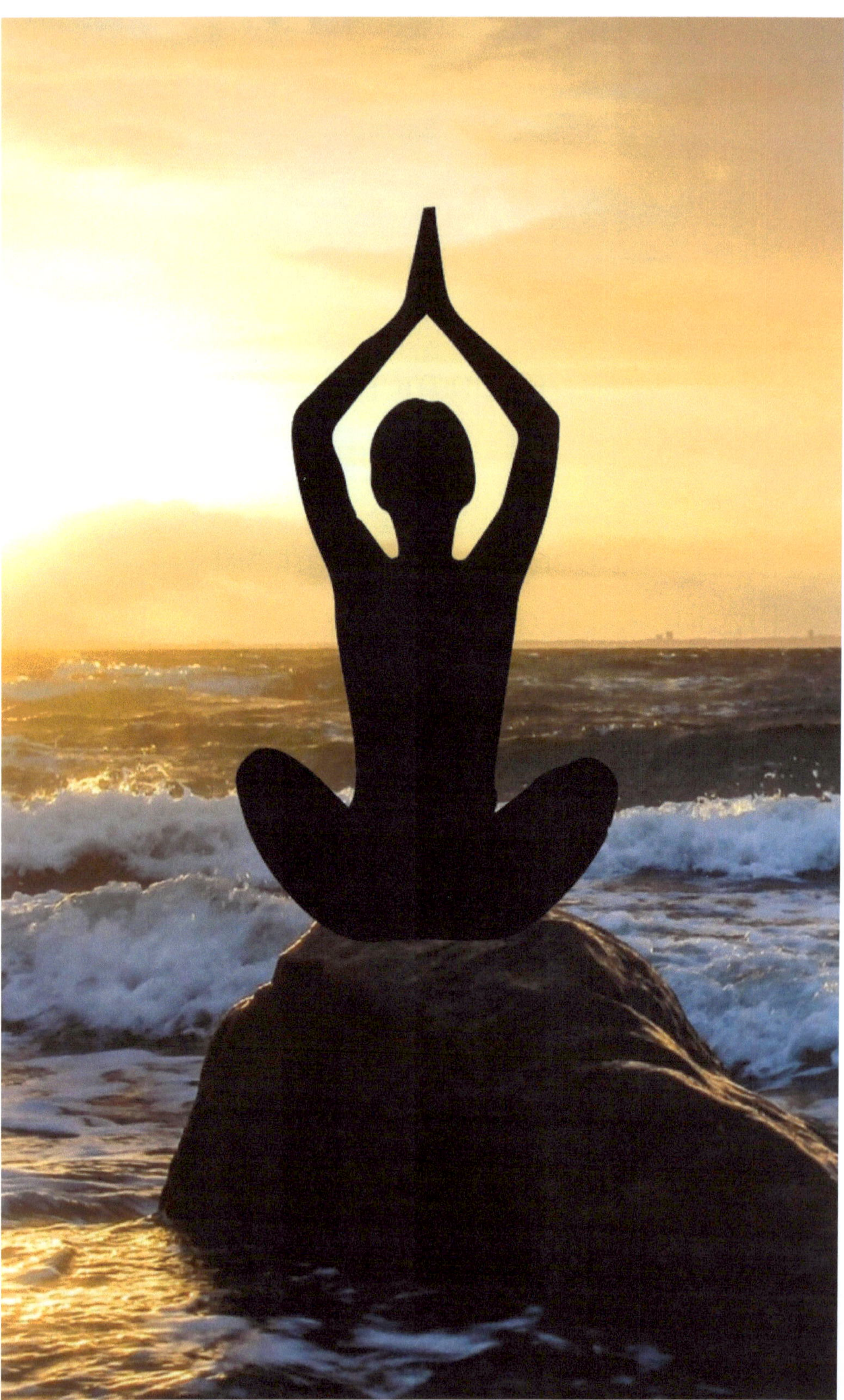

Conclusion :

À travers ces rituels, exercices et anecdotes, vous êtes invités à plonger dans votre propre voyage spirituel.
" Le guide du pouvoir
de la Transformation Intérieure"
vous guide à travers des territoires intérieurs inexplorés, vous encourageant à embrasser le pouvoir de la transformation personnelle et à créer une vie empreinte de sens
et de plénitude.
Que chaque page soit une étape vers une découverte plus profonde de vous-même, car demain est, en effet, un autre jour à explorer avec émerveillement et intention.

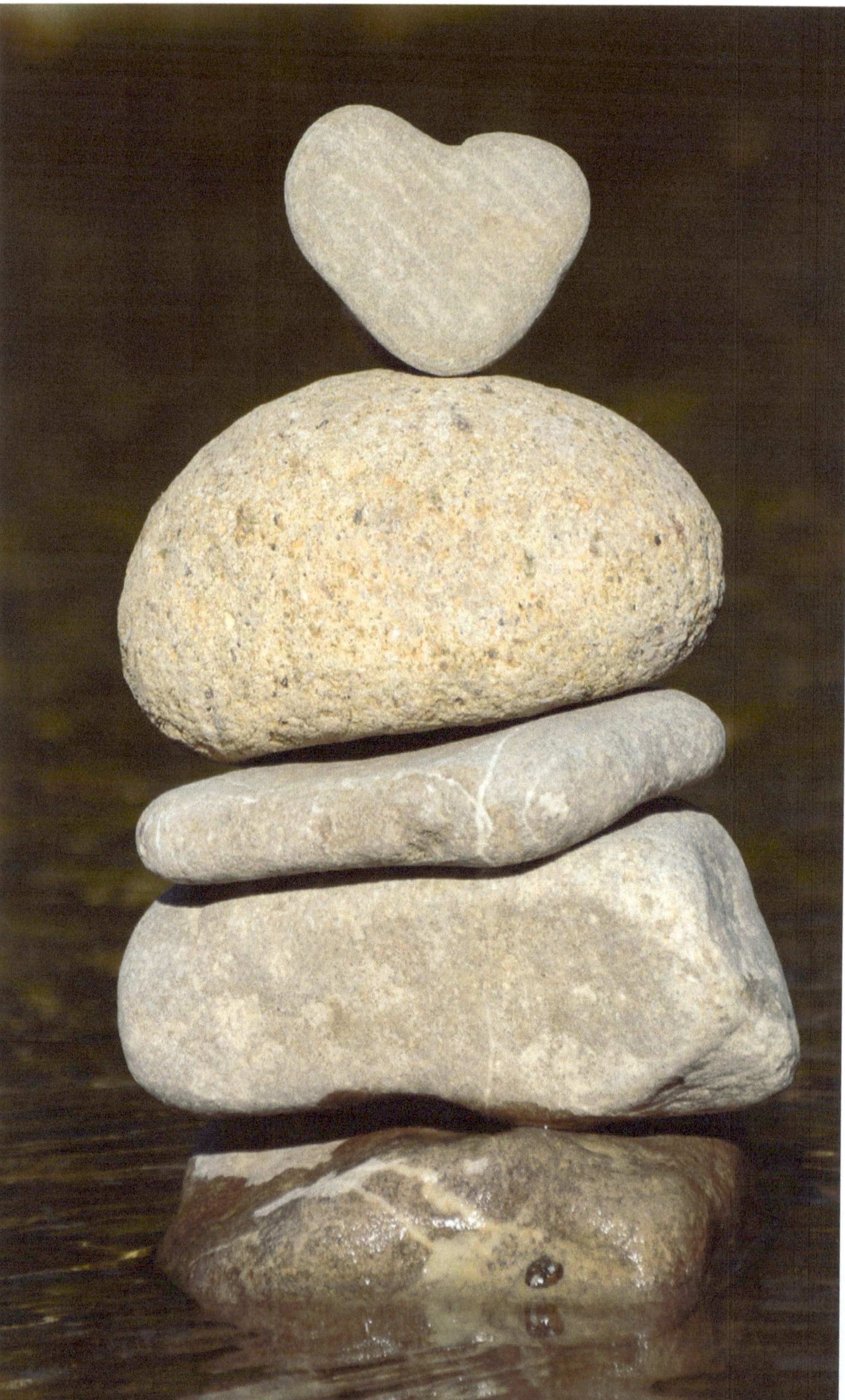

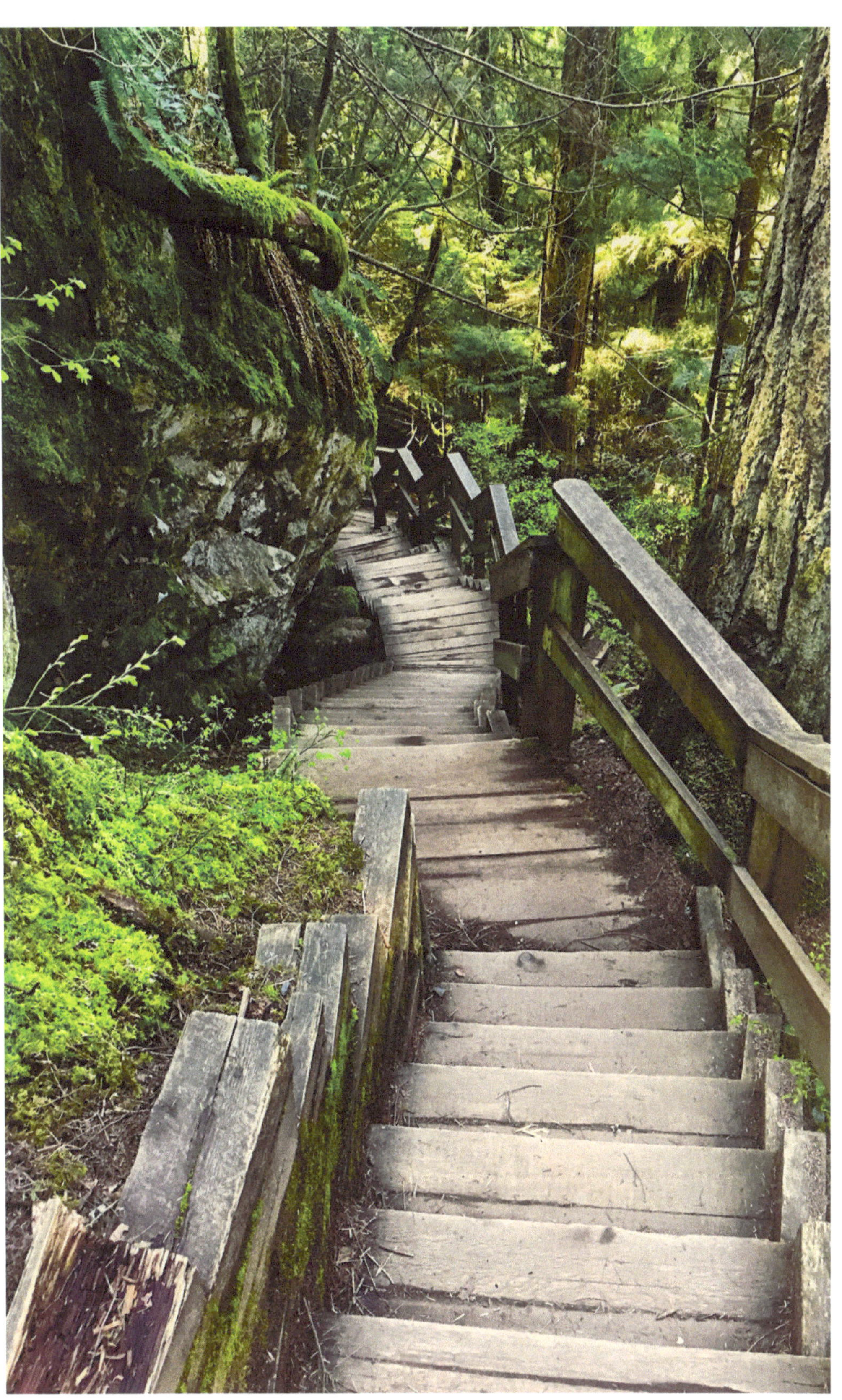

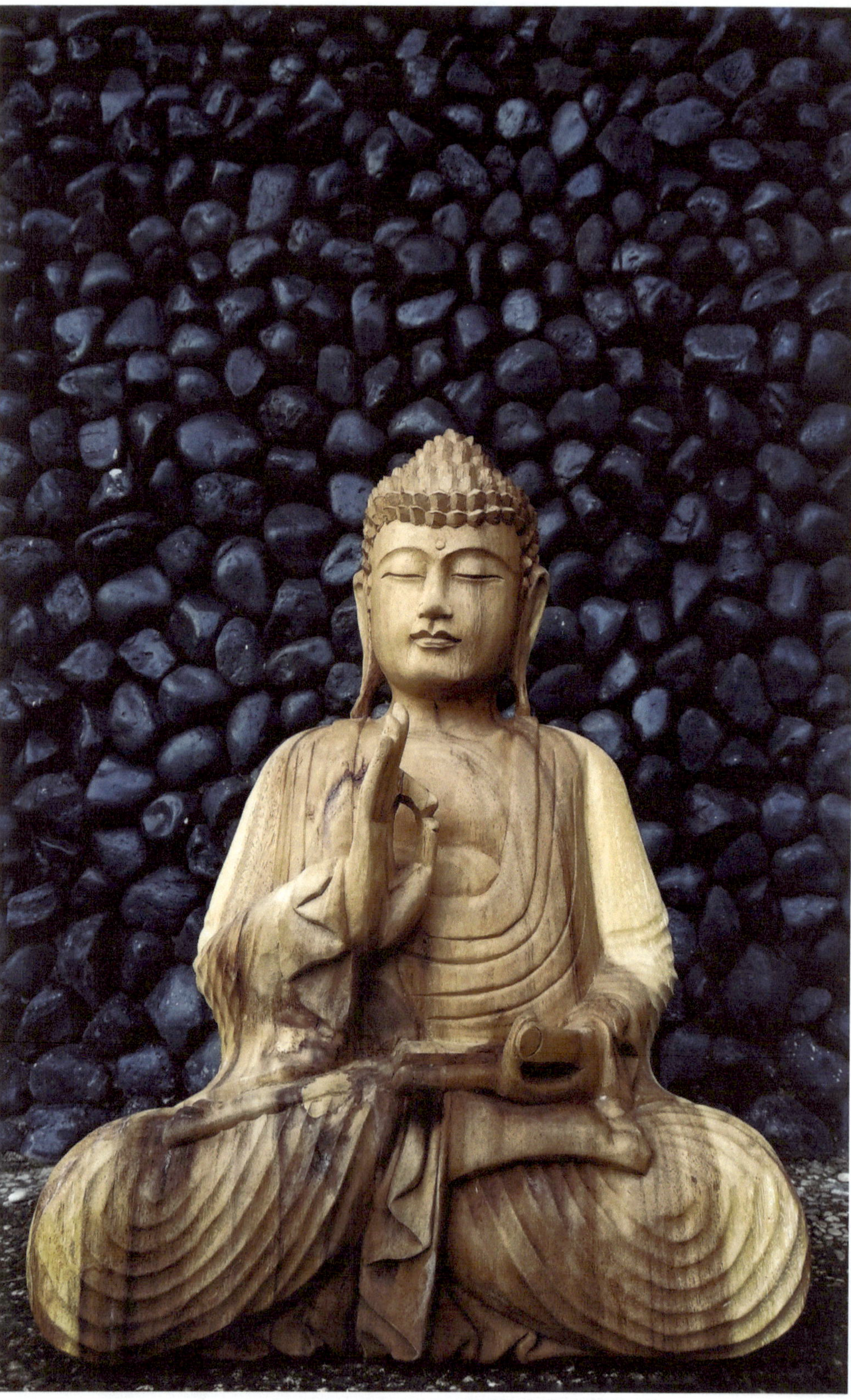

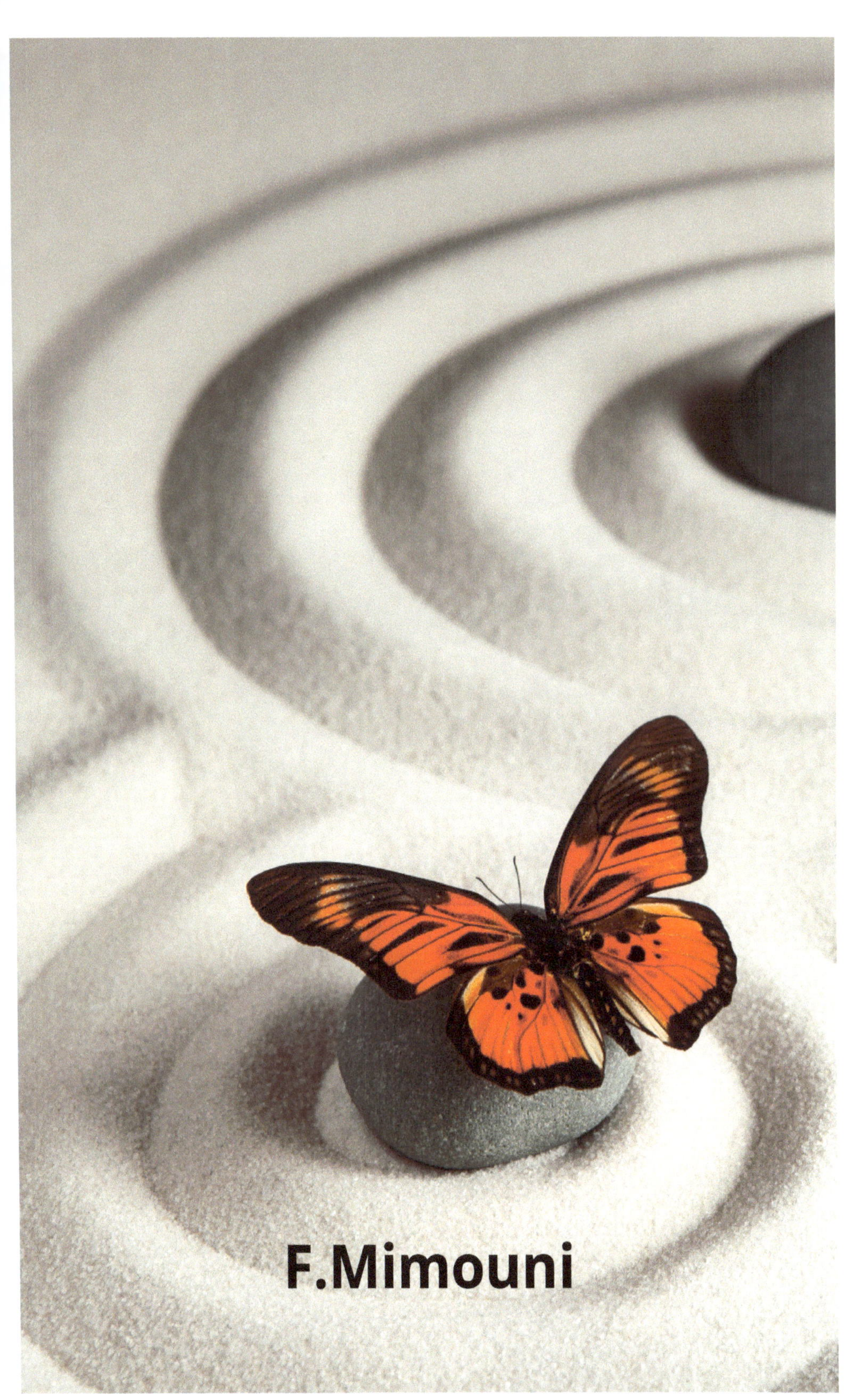

F.Mimouni